《中国公民中医养生保健素养》详解

鞠宝兆　隋月皎　著

全国百佳图书出版单位
中国中医药出版社
·北　京·

图书在版编目（CIP）数据

《中国公民中医养生保健素养》详解 / 鞠宝兆，隋月皎著．—北京：中国中医药出版社，2021.3

ISBN 978－7－5132－6403－7

Ⅰ．①中…　Ⅱ．①鞠…　②隋…　Ⅲ．①养生（中医）－基本知识　Ⅳ．① R212

中国版本图书馆 CIP 数据核字（2020）第 165995 号

中国中医药出版社出版

北京经济技术开发区科创十三街 31 号院二区 8 号楼

邮政编码　100176

传真　010−64405721

山东临沂新华印刷物流集团有限责任公司印刷

各地新华书店经销

开本 710×1000　1/16　印张 14.25　字数 230 千字

2021 年 2 月第 1 版　2021 年 3 月第 1 次印刷

书号　ISBN 978－7－5132－6403－7

定价　88.00 元

网址　www.cptcm.com

社 长 热 线　010−64405720

购 书 热 线　010−89535836

维 权 打 假　010−64405753

微信服务号　zgzyycbs

微商城网址　https://kdt.im/LIdUGr

官 方 微 博　http://e.weibo.com/cptcm

天猫旗舰店网址　https://zgzyycbs.tmall.com

如有印装质量问题请与本社出版部联系（010−64405510）

前　言

中医养生保健是中华民族优秀文化的一个重要组成部分，它经历几千年由实践上升为理论，归纳出方法，又回到实践中去验证，如此循环往复不断丰富和发展，进而形成一门具有实用性的独立学科。中医养生保健素养，是指个人获取和理解中医养生保健信息，并运用这些信息维护和促进自身健康的能力。

本书的内容主要由基本理念和知识、健康生活方式与行为、常用养生保健内容、常用养生保健简易方法四部分组成。体现了中医养生保健的基本思想，即在中医理论的指导下，倡导正气为本、阴阳平衡等传统中医理念，使人们正确把握生命和健康的整体观念及辨证思想，重视心理因素，把人类、自然和社会联系起来，充分利用针灸、按摩、药食等中医传统疗法，旨在推广科学、文明、健康的生活行为方式和养生保健技术，以达到健康长寿的目的。

本书集科学性、知识性与实用性于一体，是一切爱护自己并关爱他人健康的中国公民都值得认真阅读的养生保健手册。

鞠宝兆　隋月皎

2020 年 3 月

作者简介

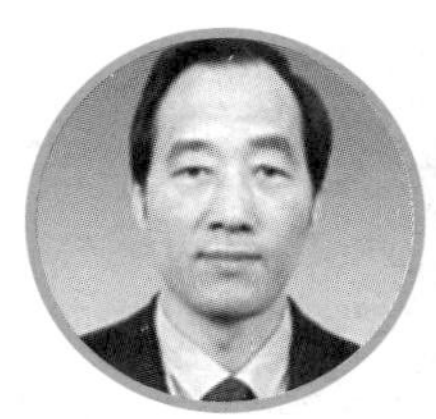

鞠宝兆 男，1965年生，辽宁中医药大学教授，辽宁省特聘教授，医学博士，博士研究生导师。中华中医药学会内经学分会副主任委员，世界中医药学会联合会内经专业委员会副理事长，中国中医药促进会治未病与亚健康分会副会长，中华中医药学会中医药文化分会常委，辽宁省“百千万人才工程”“百人层次”人选。从事中医学的教学、科研及临床工作三十余年，主要研究方向为中医经典文献和中医药文化的研究。主持“中医药古籍保护与利用能力建设项目”等国家及省部级科研课题13项，主编《实用黄帝内经》《<黄帝内经>文化解读》《中医药古代文化概要》《中医养生与亚健康调理》《美容中医学》《中医运气学》《简明实用中医药教程》等学术著作9部，发表专业学术论文一百余篇。

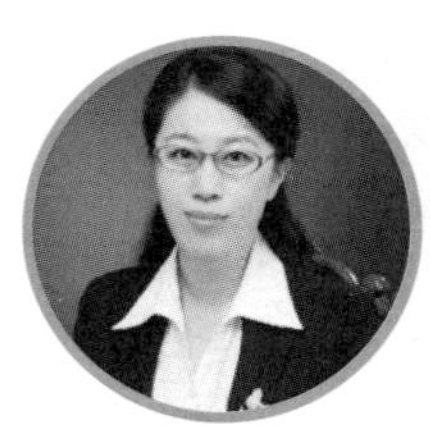

隋月皎 女，1980年生，辽宁中医药大学副教授，医学博士，硕士研究生导师，保健功法教研室主任。辽宁省养生康复学会常务理事，辽宁省中医药学会中医药文化分会委员，辽宁省继续教育工程协会常务理事，辽宁省心理咨询师协会音乐治疗委员会副主任委员。曾荣获辽宁省自然科学学术成果奖一等奖；主持省科技厅、教育厅课题3项，主编《<黄帝内经>术语文化要素研究》等专著，发表专业论文二十余篇。

目录

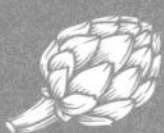

壹 基本理念

贰　健康生活方式与行为

叁　常用养生保健内容

肆　常用养生保健简易方法

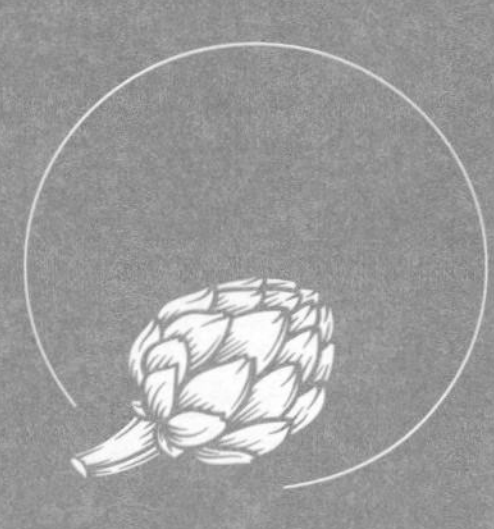

壹

基本理念

（一）中医养生保健，是指在中医理论指导下，通过各种方法达到增强体质、预防疾病、延年益寿目的的保健活动

自古以来，人们把养生保健的理论和方法叫作“养生之道”。在漫长的历史过程中，中华民族非常重视养生益寿，并在生活实践中积累了丰富的经验，创立了多种理论、多种流派、多种方法。中医养生保健，吸取了各学术流派之精华，提出了一系列养生原则和具体方法，在形神兼养、协调阴阳、顺应自然等原则的指导下，从精神养生、饮食养生、传统气功养生、起居养生、睡眠养生、针灸养生、按摩养生、房事养生等各个方面调养身心。这些实用性很强的养生方法，将人类带入自然医学、身心医学、社会医学等领域，使养生成为综合性的生命思维理念。

中医学早在两千多年前的经典著作《黄帝内经》中，就对养生保健的原则和方法给出了明确的答案，开篇即云：“上古之人，其知道者，法于阴阳，和于术数，食饮有节，起居有常，不妄作劳，故能形与神俱，而尽终其天年，度百岁乃去。”此处的“道”，就是养生之道。能否健康长寿，不仅在于能否懂得养生之道，而更为重要的是能否把养生之道贯彻应用到日常生活中去。历代养生家由于各自的实践和体会不同，他们的养生之道在静神、动形、固精、调气、食养及药饵等方面各有侧重，各有所长。从学术流派来看，又有道家养生、儒家养生、医家养生、释家养生和武术家养生之分。他们都从不同角度阐述了养生理论和方法，丰富了养生学的内容。在中医理论指导下，养生学吸取各学派之精华，提出了一系列养生原则，如形神共养、协调阴阳、顺应自然、饮食调养、谨慎起居、和调脏腑、通畅经络、节欲保精、益气调息、动静适宜等，使养生活动有章可循、有法可依。例如，饮食养生强调食养、食节、食忌、食禁等；药物保健则注意药养、药治、药忌、药禁等；传统的运动养生更是功种繁多，如动功有太极拳、八段锦、易筋经、五禽戏、保健功等，静功有放松功、内养功、强壮功、意气功、真气

运行法等；动静结合功有空劲功、形神桩等。无论选学哪种功法，只要练功得法，持之以恒，都可收到健身防病、益寿延年之效。针灸、按摩、推拿、拔火罐等，亦都方便易行，效果显著。诸如此类的方法不仅深受中华民族喜爱，而且远传世界各地，为全人类的保健事业做出了应有的贡献。

影响人类尽终其天年的因素虽然很多，但有两个是非常重要的：其一是衰老，其二是疾病。推迟衰老的到来、防止疾病的产生是延年益寿的重要途径。因此，研究健康人的生理特征，就显得很有必要。中医学认为，健康人应该具备下列特征：

1 生理健康特征

（1）眼睛有神：眼睛是脏腑精气汇集之地，眼神的有无反映了脏腑的盛衰。因此，双目炯炯有神，是一个人健康的最明显表现。

（2）呼吸微徐：微徐，是指呼吸从容不迫，不疾不徐。《难经》认为“呼出心与肺，吸入肝与肾”，说明呼吸与人体脏腑功能密切相关。

（3）二便正常：《素问·五脏别论》说：“魄门亦为五脏使，水谷不得久藏。”这是说经过肠胃消化后的糟粕不能藏得太久，久藏则大便秘结。而大便通畅则是健康的反映。小便是排除水液代谢后糟粕的主要途径，与肺、肾、膀胱等脏腑的关系极为密切。小便通利与否，直接关系着人体的功能活动。

（4）脉象缓匀：此指人的脉象要从容和缓，不疾不徐。“脉者，血之府也”，气血在脉道内运行，所以脉象的正常与否，能够反映气血的运行。

（5）形体壮实：指皮肤润泽，肌腠致密，体格壮实，不肥胖，亦不过瘦。因为体胖与体瘦皆为病态，常常是某些疾病带来的后果。

（6）面色红润：面色是五脏气血的外荣，而面色红润是五脏气血旺盛的表现。

（7）牙齿坚固：因齿为骨之余，骨为肾所主，而肾为先天之本，所以牙齿坚固是先天之气旺盛的表现。

（8）双耳聪敏：《灵枢·邪气脏腑病形》篇说：“十二经脉，三百六十五络……其别气走于耳而为听。”说明耳与全身组织器官有密切关系，若听力减退、迟钝，失听是脏器功能衰退的表现。

（9）腰腿灵便：肝主筋，肾主骨，腰为肾之府，四肢关节之筋皆赖肝血以养，所以腰腿灵便、步履从容，则证明肝肾功能良好。

（10）声音洪亮：声由气发，《素问·五脏生成》说："诸气者，皆属于肺。"声音洪亮，反映肺的功能良好。

（11）须发润泽：发的生长与血有密切关系，故称"发为血之余"。同时，发又依赖肾脏精气的充养。《素问·六节藏象论》说："肾者……其华在发。"因此，头发的脱落、过早斑白，是一种早衰之象，反映肝血不足，肾精亏损。

（12）食欲正常：中医学认为"有胃气则生，无胃气则死"，饮食的多少直接关系到脾胃的盛衰。食欲正常，气血有源，则是健康的反映。

❷ 心理健康特征

（1）精神愉快：《素问·举痛论》说："喜则气和志达，营卫通利。"可见，良好的精神状态是健康的重要标志。七情和调、精神愉快，反映了脏腑功能良好。西医学亦认为，人若精神恬静，大脑皮质的兴奋与抑制作用就能保持正常状态，从而发挥对整体的主导作用，自能内外协调，疾病就不易发生。

（2）记忆良好：肾藏精，精生髓，而"脑为髓之海"。髓海充盈，则精力充沛，记忆力良好；反之肾气虚弱，不能化精生髓，则记忆力减退。

（二）中医养生的理念是顺应自然、阴阳平衡、因人而异

❶ 中医养生理念的第一个特点是顺应自然

中医传统养生思想以一种极为广阔的视野，将人类置于天体运动、宇宙变迁、气象规律、地理方位、物候变化、自然万物、社会环境、生存条件中来观察，把自然界与人类社会能够施加给人的各种因素都考虑在内，得出了顺应自然的道理，也就是"天人相应"的结论，并把这一思想渗透到认识

人的生理、病理及养生等方方面面。同时，把人体这个复杂系统作为一个整体来观察。

中医传统养生思想是生态整体养生思想，提倡的是生态健康。生态学认为，环境与生物体相互影响、相互作用。环境向生物体提供生长、发育所需的物质和能量，生物体又通过不同途径影响和改造环境，所以生物体与环境相适应，才能确保个体发育的正常进行。同样，中医学认为，人体和自然环境相互影响、不可分割。自然孕育万物，自然界提供了人类生存的基本条件，人对于自然界的气候变化等有相应的适应能力，若超出了人体适应能力或者人体适应能力下降，则可引起疾病。人类要适应自然才能健康生活，所以中医学强调人与自然的统一。时令、气象、物候、地理，对人体的生理、病理、疾病的诊治等方面均有影响。同时，人能影响环境，既要利用环境又要适应环境，达到天人相应的和谐统一的状态，这正是生态整体养生理念。这也正是习近平总书记“坚持人与自然和谐共生”“绿水青山，就是金山银山”科学论断的生态养生体现。在养生实践中，必须遵循这一基本法则，才能取得满意的健身效果。具体内容可包括以下几个方面：

（1）顺应四时变化： 人类生活在自然界中，与自然环境的变化息息相关。一年四季气候的交替、一日昼夜晨昏的变化及地理环境的差异等，都对人体的生理和病理产生重要影响。《黄帝内经》明确指出：“人以天地之气生，四时之法成。”在这一思想的指导下，中医学认为养生的关键就是对自然界要进行一种整体的、统一的把握，不能与自然界对立起来，而应与自然界达到一种完美和谐的状态。换言之，只有了解和掌握四时六气的变化和不同的自然环境特点，顺应自然界的变化，保持人体与自然环境的协调统一，就能达到养生防病的目的。

四季的气候变化对人体的影响最大。春夏阳气发泄，气血易趋向于体表，故皮肤松弛，疏泄多汗；秋冬阳气收藏，气血易趋向于里，表现为皮肤致密，少汗多溺等。一年四季，春夏属阳，秋冬属阴。自然节气也随着气候变迁而发生春生、夏长、长夏化、秋收、冬藏的变化。因此，中医提出“春夏养阳，秋冬养阴”的养生原则。人们在春夏之时，顺应自然，保护人体之阳气；秋冬之时，应保护人体之阴气。这样，人就能与自然环境保持协调一致的关系。人体的生命活动都必须遵循四时阴阳消长的客观规律，否则，将会引起疾病，损害机体。

自然界的四季对人体的五脏六腑、经络腧穴等都有直接的影响。《黄帝内经》提出“肝旺于春”“心旺于夏”“脾旺于长夏”“肺旺于秋”“肾旺于冬”，又指出“春气在经络，夏气在孙络，长夏在肌肉，秋气在皮肤，冬气在骨髓中”。合理运用这一原理，保养五脏，进行针灸、推拿、按摩保健，会收到比较好的效果。

（2）遵循生物节律：人体生命的根本在于阴阳的协调，而且人体阴阳与自然界阴阳是相互通应的，也要达到协调统一。中医学认为，一年分四季，一天分四时。《灵枢·顺其一日分为四时》指出：“以一日分为四时，朝则为春，日中为夏，日入为秋，夜半为冬。”一天之内随昼夜阴阳消长进退，人体新陈代谢也要发生相应的变化，也必然影响人体的病理变化。该书进一步指出“夫百病者，多以旦慧、昼安、夕加、夜甚”的病理变化。现代研究证明，人的生理活动受年节律、季节律、月节律、昼夜节律等自然规律的影响，人体必须随时随地地与其保持和谐一致，如果违背了这些规律，就有可能产生各种病理变化。又如阴虚体质的人多“耐冬不耐夏”，阳虚体质的人常“耐夏不耐冬”。这是人体受自然法则的制约而表现出的适应性反应。现代研究发现，机体的应激能力与昼夜时间节律有着极为相似的规律。根据“生物钟”的原理，在临床实践中创造了时间医学，如时间生理学、时间病理学、时间药理学、时间诊断学、时间治疗学等。

中医学最基本的养生原则是“法于阴阳”。太阳为阳，月亮为阴。人体的生物节律不仅受到四季的太阳变化的影响，而且还受到月亮盈亏变化的影响。这是因为，人体大部分由液体组成，月球的吸引力就像引起海潮那样对人体的体液发生作用，这就叫生物潮。人体气血的盛衰随着月亮盈亏发生不同变化。新月时，人体的气血偏弱，而在满月时，人体头部的气血最充实，内分泌最旺盛。因此，中医临床治疗原则中有“月生无泻，月满无补”的说法，就是这个道理。现代研究证实，月相的周期变化对人体的体温、激素、性器官状态、免疫和心理状态等，都有规律性的影响，特别是对女性的影响更为明显。在日常生活中所看到的在月光下练武、在月光下谈情说爱的现象，也正说明月相与人体生理和心理的内在关系。在防病保健方面，有月光浴、采月华等养生方法。

（3）适应地理环境：人的体质与所处的地域方位的地理条件、气候条件也有密切关系。一般而言，舒适的气候环境造就了人较弱的体质和温顺的性格，恶劣的气候环境造就了人健壮的体魄和强悍的体质。地域不同，气候各异，中国的地理环境具有“东方生风”“南方生热”“西方生燥”“北方生寒”“中央生湿”的特点。不同的地理环境下，由于受着水土性质、气候类型、饮食习惯的影响，形成了不同的体质。一般而言，东南方人，体质多瘦弱，腠理偏疏松，易感受风、热、湿、暑之邪，其阴虚内热体质多见；西北方人，形体多壮实，腠理偏致密，易感风、寒、燥邪，其阳虚内寒体质较多见。因此，在日常生活中，要根据具体情况，做出相应的调理。由于气象条件、季节更替、各种辐射乃至太阳活动等环境物理因子都会导致一些疾病的发生。例如，青藏地区是高原病高发区域，因为那里海拔高、紫外线强。气管炎、关节炎等多发于寒冷的北方。环境化学因子也可导致很多健康问题。在我国某些地区，因环境生命元素缺乏、过剩导致碘缺乏病、砷中毒病等地方性疾病；因环境污染导致儿童铅中毒、肿瘤高发、畸胎，以及生殖能力下降等。因为地理环境和地区经济发展程度不同，其疾病谱、健康类型和保健方式方法有着明显的差异。注重疾病与环境的关系是非常重要的。

（4）顺应社会发展：中医养生整体观的特点，是在人、自然、社会三者中，以人为中心，把对人的研究和人的需求放在中心地位。“天人相应”的整体观体现了以人为中心的环境观念和生态观念的思想。它一方面强调顺应自然，另一方面强调天人相分，突出了人主观能动作用。人不仅是自然界的一部分，而且是社会环境的重要成员。人类的体质、性格、嗜好和一些疾病的发生都必然受到社会因素的影响。社会环境一方面为人们的生活提供了物质基础，另一方面又形成和制约着人们的心理活动，影响着人们的心理和生理的平衡。一旦人与社会稳态失调，就可以导致疾病。《黄帝内经》认为，在中国古代，富人养尊处优，过着奢侈腐化的生活，多食肥甘油腻之品，他们的脏腑虚弱、筋骨脆弱、气血浮越；贫穷的人吃的是粗糙食物和蔬菜，过着朴素的生活，而他们却有坚实的脏腑、强健的筋骨和充实的气血。

社会环境对人体健康的影响在中医养生学中占有重要的位置。暴力社会、经济萧条、生活水平低下、战争、过度劳累、遭遇不幸等，都可以严重损害人之身心健康，导致心身疾病和疑难病症。不同社会环境人群的养生方法也要整体综合分析，不能一概而论。因此，《黄帝内经》强调，为医者要“上知天文，下知地理，中知人事”。现代的医学模式已由传统的生物医学模式转变成为“生物－心理－社会”医学模式，目的在于强调社会环境对人体的重要影响。可见，人与社会是统一的，不可分割的。

特别是现代社会，一方面，由于社会发展的工业化和都市化趋势的加快，导致环境污染加重，如空气污染、水源污染、土壤污染、噪声危害等；另一方面，现代社会竞争激烈，人们承受着各种压力，尤其是心理压力的加大、生活方式的改变，导致了大量的“生活方式疾病”。当今流行的心身疾病，如脂肪肝、脂血症、高血压、冠心病、糖尿病、消化性溃疡、支气管哮喘、癌症等，都与社会环境和生活方式有关。因此，要帮助人们适应社会环境的变化，改变不良的生活方式和行为，提高其社会适应能力，养生者应怀着一颗对社会感激之心，用乐观积极的态度看待世界。俗话说“日出东方落西方，悲也一天喜也一天”。若以悲观的心态看社会，就会天天压抑，引起疾病；若以乐观的心态看社会，就会天天愉悦，形成一种良好的精神环境，有利于身心健康。

❷ 中医养生理念的第二个特点是阴阳平衡

中医养生学从阴阳对立统一、相互依存的观点出发，认为脏腑、经络、气血津液等必须保持相对稳定和协调，才能维持“阴平阳秘”的正常生理状态，从而保证机体的生存。无论是精神、饮食、起居的调摄，还是自我保健或药物的使用，都离不开阴阳协调平衡，以平为期的宗旨。

人体生命运动的过程也就是新陈代谢的过程。在这个过程中，人体内多种多样的新陈代谢，都是通过阴阳协调完成的。阴阳平衡是人体健康的必要条件。养生保健的根本任务，就是运用阴阳平衡规律，协调机体功能，达到内外协调平衡。人体复杂的生命活动是以五脏为主体，脏腑功能的综合反映。因此，首先要协调脏腑的生理功能，使其成为一个有机整体。在协调机体功能时，要特别注意情志平衡，喜、怒、忧、思、悲、恐、惊等情志过激都可影响脏腑，造成脏腑功能失衡而孽生百病，而疾病又可反馈人的情志，造成恶性循环。因此，必须随时调整机体生理与外界环境的关系，才能维护其协调平衡的状态。

人体生命活动是有规律的，符合规律的运动就有利于生命的存在，违背了规律则有害于生命。正常的运动在于机体“内在运动”与“外在运动”的和谐、运动的恰当及其相互间的协调一致。“内在运动”，是指脏腑、气血的生理运动；“外在运动”，是指脑力、体力活动和体育运动的总和。前者是维护生命的“供给性”运动，后者是保持生命活力的“消耗性”运动。如果这种“供销”关系不协调，就会产生“生命危机”，如过度则会疲劳、产生疾病，甚至死亡。大量的生活实践已证明，不适当的运动会破坏人体内外环境的平衡，加速人体某些器官的损害和一些生理功能失调，进而引起疾病，最终缩短人的生命过程。可见，任何运动都有各自的限度。这个限度即是《黄帝内经》所说的“以平为期”。

③ 中医养生的理念第三个特点是因人而异

人类本身存在着较大的个体差异，这种差异不仅表现于不同的种族，而且存在于个体之间。不同的个体可有不同的心理和生理，对疾病的易感性也不相同。这就要求我们在养生的过程中，应当以辩证思想为指导，因人施养，才能有益于机体的身心健康，达到身体健康的目的。

因人养生就是根据年龄、性别、体质、职业、生活习惯等不同特点，有针对性地选择相应的养生保健方法。其主要从两个方面具体落实：一是因年龄不同而采取相应的养生方法，内容有胎孕保健、儿童保健、青少年保健、中年保健和老年保健。二是根据不同体质采取相应综合性养生保健。不同的体质，在衣食住行、运动锻炼等方面也各有不同的要求，必须因人而异，方可有的放矢。例如运动健身，宜因人制宜。对于老年人来说，由于肌肉力量减退，神经系统反应较慢，协调能力差，宜选择动作缓慢柔和、肌肉协调放松、使全身都能得到活动的运动，如步行、打太极拳、练太极剑、慢跑等。而对于年轻力壮、身体又好的人，可选择运动量大的锻炼项目，如长跑、打篮球、踢足球等。此外，工作性质不同，所选择的运动项目亦应有差别，如售货员、理发员、厨师等，需要长时间站立工作，易发生下肢静脉曲张，在运动时不要多跑多跳，应仰卧抬腿；经常伏案工作者，要选择一些扩胸、伸腰、仰头的运动项目，又因为用眼较多，还应开展望远活动。对脑力劳动者来说，宜少参加一些使精神紧张的活动，而体力劳动者则应多运动那些在职业劳动中很少活动的部位。总之，运动项目的选择，既要符合自己的兴趣爱好，又要适合身体条件，才能获得更好的健身效果。

（三）情志、饮食、起居、运动是中医养生的四大基石

《黄帝内经》云："上古之人，其知道者，法于阴阳，和于术数，食饮有节，起居有常，不妄作劳，故能形与神俱，而尽终其天年，度百岁乃去。"上文明确指出，情志、饮食、起居、运动，是中医养生的重要基础。

❶ 情志决定健康

情志，即七情五志，包括喜、怒、忧、思、悲、恐、惊。在一般情况下，情志属于正常的精神生理现象。因为感情的表露乃人之常情，是本能的表现，一般属生理活动。如果愤怒、悲伤、忧思、焦虑、恐惧等不良情绪压抑在心中而不能充分疏泄，就会对健康有害，甚至会引起疾病。若能恰当而有目的、合理地使用感情，则有益于健康。但是，如果情志波动过于持久，过于剧烈，超越了常度，则将引起机体多种功能紊乱而导致疾病。此时，情志便成了致病因素，中医学认为怒伤肝、惊伤心、过喜伤心、思伤脾、悲忧伤肺、恐伤肾。因此，情感对人体的损益效果，不单取决于情志本身，也同时取决于人们对感情的态度和使用感情的方式。精神心理保健是人体健康的一个重要环节，现代医学研究发现，一切对人体不利的影响因素中，最能使人短命夭亡的就是不良的情绪。人的精神状态正常，机体适应环境的能力以及抵抗疾病的能力会增强，从而起到防病作用；患病之后，精神状态良好可加速康复，还可以利用心理活动规律治病。总之，精神、心理保健不仅直接涉及健康、寿命，还影响人们的生活。因此，在人的一生中重视情志平和、精神内守对养生至关重要。

❷ 饮食是健康的物质基础

饮食，是供给机体营养物质的源泉，是维持人体生长、发育，完成各种生理功能，保证生命生存的不可缺少的条件。《汉书·郦食其传》所说

“民以食为天”就是这个意思。《黄帝内经》所谓：“五谷为养，五果为助，五畜为益，五菜为充，气味合而服之，以补益精气。”其中的五谷、五果、五畜、五菜代表了粮食、水果、肉类、蔬菜，相互配合发挥长养、补益、充养、辅助的不同作用，为人体的生长发育和健康生存提供不同的营养物质。古人早就认识到了饮食与生命的重要关系，在长期实践中积累了丰富的知识和宝贵经验，逐渐形成了一套具有中华民族特色的饮食养生理论，在保障人民健康方面发挥了巨大作用。饮食养生即食养，目的在于通过合理而适度地补充营养，以补益精气，并通过饮食调配，纠正脏腑阴阳之偏颇，从而增进机体健康、抗衰延寿。由于饮食为人所必需，而饮食不当又最易影响健康，故食养是中医养生学中的重要组成部分。

3 起居影响健康质量

起居，是指生活作息，也包括平常对各种生活细节的安排。古代文献中“起居”，包含行动、饮食寝兴、居址和二便等。古代养生家认为，人们的寿命长短与能否合理安排起居作息有着密切的关系。《素问·生气通天论》说：“起居如惊，神气乃浮。”清代名医张隐庵说：“起居有常，养其神也，不妄作劳，养其精也。夫神气去，形独居，人乃死。能调养其神气，故能与形俱存，而尽终其天年。”这说明起居有常是调养神气的重要法则。神气在人体中具有重要作用，它是对人体生命活动的总概括。人们若能起居有常，合理作息，就能保养神气，使人体精力充沛，生命力旺盛，面色红润光泽，目光炯炯，神采奕奕。反之，若起居无常，不能合乎自然规律和人体常度来安排作息，天长日久则神气衰败，就会出现精神萎靡，生命力衰退，面色不华，目光呆滞无神。起居养生，正是通过调节人体的生活起居，劳逸结合，使之符合自然界和人体的生理规律，达到延年益寿的目的。

4 运动调节健康状态

运动，尤其是传统体育健身术，可以通过活动筋骨，调节气息，静心宁神，来达到疏通经络、行气活血、调和脏腑、增强体质的效果。现代研究表明，经常适度地进行体育锻炼，能够加快人体的新陈代谢，增加能力消耗，促进血液循环，提高心功能，同时，也可以改善呼吸功能，促进脑细胞代谢，提高机体反应能力，对消化系统、泌尿系统都有很好的作用，还能增强关节灵活度，改善骨骼肌肉的健康状态。经常而适度的运动锻炼，对机体大有裨益。

运动的基本原则是动静有度、持之以恒、因人而异。无论是传统的八段锦、太极拳等健身运动功法，还是现代的跑步、打球、游泳等，都要遵循“和于术数”的选择要求，即恰当选择最适合自身的养生保健术，做到意（精神情绪）、气（呼吸吐纳）、形（四肢百骸）有机结合，将对身体健康大有裨益。

（四）中医养生保健强调全面保养、调理，从青少年做起，持之以恒

养生保健要有整体观念，讲究适合的方法，采取多种的手段，综合调理。同时，更要坚持不懈地努力，贯穿一生的各个时段和生命过程的各个环节，才能真正达到强身健体、延年益寿的效果。

❶ 采取综合全面的养生保健方法

人体是统一的有机整体，无论哪一个环节发生了问题，都会影响整个生命活动的正常进行。所以，养生必须从整体全局着眼，注意到生命活动的各个环节，全面考虑，综合调养。综合调养的内容，主要着眼于人与自然的关系，以及脏腑、经络、精神情志、气血等方面。其具体分为顺四时、慎起居、调饮食、节色欲、调情志、动形体，以及针灸、推拿、药物养生等内容。《医学入门》云“避风寒以保其皮肤六腑”“节劳逸以保其筋骨五脏”“戒色欲以养精，正思虑以养神”“薄滋味以养血，寡言语以养气”。避风寒就是顺四时以养生，使机体内外功能协调；节劳逸就是指慎起居、防劳伤以养生，使脏腑协调；戒色欲、正思虑、薄滋味等，是指精、气、神的保养；动形体、针灸、推拿，是调节经络、脏腑、气血，以使经络通畅，气血周流，脏腑协调；药物养生则是以药物为辅助作用，强壮身体，益寿延年。

从上述各个不同方面，对机体进行全面调理保养，使机体内外协调，适应自然变化，增强抗病能力，避免出现失调、偏颇，达到人与自然、体内脏腑气血阴阳的平衡统一，便是综合调养。在具体运用时要注意以下几点：

（1）养宜适度：养生能使人增进健康，益寿延年。但在实际调养过程中，也要适度。无论哪种养生方法，适度是一个十分重要的问题。所谓适度，就是要恰到好处。简言之，就是养不可太过，也不可不及。过分注意保养，则会瞻前顾后，不知所措。如：稍劳则怕耗气伤神；稍有寒暑之变，便闭门不出；以为食养可益寿，便强食肥鲜；恐惧肥甘厚腻，而节食少餐。如此等等，虽然意求养生，但自己却因养之太过而受到约束，这也不敢，那也不行，不仅于健康无益，反而有害。所以，养生应该适度，按照生命活动的规律，做到合其常度，才能真正达到“尽终其天年”的目的。

（2）养勿过偏：综合调养亦应注意不要过偏。过偏大致有两种情况。一种情况是认为“补”即是养。于是，饮食则强调营养，食必进补；起居则强调安逸，以静养为第一；为求得益寿延年，还以补益药物为辅助。当然，食补、药补、静养都是养生的有效措施，但用之有偏而忽略了其他方面，则也会影响健康。食补太过则营养过剩，药补太过则会发生阴阳偏盛，过分静养，只逸不劳则动静失调，都会使机体气血运行障碍，脏腑功能失调。另一种情况是认为“生命在于运动”，只强调“动则不衰”，而使机体超负荷运动，消耗大于供给，忽略了动静结合，劳逸适度，同样会使新陈代谢失调，虽然主观愿望是想养生益寿，但结果往往事与愿违。所以，综合调养主张动静结合、劳逸结合、补泻结合、形神共养，要从机体全身着眼进行调养，不可失之过偏，过偏则失去了养生的意义，虽有益寿延年的愿望，也很难达到预期的目的，不仅无益，反而有害。

（3）审因施养：综合调养在强调全面、协调、适度的同时，也强调养生要有针对性。所谓审因施养，就是指要根据实际情况，具体问题，具体分析，不可一概而论。一般说来，可因人、因时、因地不同而分别施养。不能千人一面，统而论之。

❷ 养生保健应贯穿生命活动全过程

在人的一生中，各种因素都会影响最终寿限，因此，养生必须贯穿人生的自始至终，做到全人、全程、全方位的健康维护。中国古代养生家非常重视整体养生法。金元时期著名医家刘完素提出人一生“养、治、保、延”的系统摄生思想。明代张景岳特别强调胎孕养生保健和中年调理的重要性。张氏在《类经》中指出：“凡寡欲而得之男女，贵而寿；多欲而得之男女，浊而夭。”告诫为人父母者生命出生之前常为一生寿夭强弱的决定性时期，应当高度重视节欲节饮，以保全精血，造福后代。刘完素在《素问病机气宜保命集》指出：“人欲抗御早衰，尽终天年，应从小入手，苟能注重摄养，可收防微杜渐之功。”根据少年的生理特点，刘氏提出“其治之之道，节饮食，适寒暑，宜防微杜渐，用养性之药，以全其真”。可见养生不是中老年人的专属，应从小开始，在青少年期间就应注重养生保健。青少年阶段是指从 12 ～ 24 岁，统称为青春期，又可分为青春发育期和青年期。青春发育期是指从 12 ～ 18 岁，青年期是指从 18 ～ 24 岁。青春发育期是人生中生长发育的高峰期，其特点是体重迅速增加，第二性征明显发育，生殖系统逐渐成熟，其他脏器功能亦日益成熟和健全，机体表现为精气充实，气血调和。随着生理方面的迅速发育，心理行为也出现了许多变化。青春发育期人体精神饱满，记忆力强，思想活跃，充满幻想，追求异性，逆反心理强，感情易激动，个体独立化倾向产生与发展。到了青年期，身体各方面的发育与功能都达到更加完善和完全成熟的程度，最后的恒牙也长了出来，此时是人生发育最旺盛的阶段，是体格、体质、心理和智力发育的关键时期。但是，此时人生观和世界观尚未定型，易于受到外界的各种影响，如果能按照身心发育的自然规律，注意体格的保健锻炼和心理健康教育，会为一生的身心健康打下良好的基石。

（五）中医治未病思想涵盖健康与疾病的全程，主要包括三个阶段：一是“未病先防”，预防疾病的发生；二是“既病防变”，防止疾病的发展；三是“瘥后防复”，防止疾病的复发

“未病”一词由来已久，源于《黄帝内经》。《素问·四气调神大论》说：“圣人不治已病治未病，不治已乱治未乱，此之谓也。夫病已成而后药之，乱已成而后治之，譬犹渴而穿井，斗而铸锥，不亦晚乎？”所谓“未病”，从字义来看，即“疾病未成”，定义应该是“体内已有病因存在但尚未致病的人体状态”，即疾病前期。伴随着中医理论的发展，结合临床实际，未病的概念不断扩展，已经包括了无病期（健康状态）、欲病期（亚健康状态）、既病防变期（疾病传变状态）、愈后防复期（病后康复状态），这些都称为“未病”状态。“治未病”，是中医学重要的防治思想。《黄帝内经》提出“治未病”原则并将其奉为医生最高境界，其内涵有三：一是“未病先防”，预防疾病的发生；二是“既病防变”，防止疾病的发展；三是“瘥后防复”，防止疾病的复发。

❶ 未病先防

未病先防，是指在疾病未发生之前，采取各种预防措施，以防止疾病的发生，即“防患于未然”。未病先防包括先天预防和后天预防两个方面，只有二者相互结合，才能达到预防疾病的目的。所谓“先天”，是指人在未出生之前的胎儿时期。先天预防，则是指从父母婚配到胎儿发育时期就采取预防措施，以增强父母体质，防止后代因禀赋造成各种疾病。先天预防，主要应从优婚优育和胎养胎教两方面着手。所谓“后天”，是指人体出生之后的整个时期。后天预防，则是指人体出生之后，为了防止疾病的发生所采取的各种预防措施。中医学认为，疾病的发生关系到正气和邪气两个方面。其

中，正气不足是疾病发生的内在根据，邪气的侵害是疾病发生的重要条件。因此，预防疾病的发生必须首先增强体质，提高人体正气的抗邪能力，同时也要防止致病邪气的侵害。

❷ 既病防变

既病防变，是指对已经发生的疾病，要防止疾病发生传变。一旦发病，当注意早期诊断和早期治疗。早期诊断以防止疾病由轻浅而危重，如《医学心悟》云："见微知著，弥患于未萌，是为上工。"早期治疗则可截断病邪传变途径，先安未受邪之地，以防止疾病传变，如《金匮要略》说："上工治未病，何也？治未病者，见肝之病，知肝传脾，当先实脾。"早期诊断、早期治疗，是既病防变的关键，一方面可控制病邪蔓延，另一方面又可以避免正气的过度损耗，易于治疗和恢复健康。

❸ 瘥后防复

瘥后防复，是指在疾病初愈或缓解，机体功能尚未完全恢复时，采取适当的措施，防止疾病的复发。病后复发有两种情况：一是疾病初愈，正气未复，余邪未尽，由于某些原因，致使原病复作；二是有些慢性疾病，经过治疗后病情缓解，但病根未除，由于外感六淫、内伤七情、饮食不节、劳逸不当等原因而致复发。引起疾病复发的诱因虽然很多，但"余邪未尽，正气未复"，是导致疾病复发的根本原因。因此，要想做到瘥后防复，就应清除余邪、扶助正气，并杜绝各种诱因。

（六）中药保健是利用中药天然的偏性调理人体气血阴阳的盛衰。服用中药应注意年龄、体质、季节的差异

中药保健，是在中医理论的指导下，运用具有防老抗衰作用的中药，来达到预防疾病、增强体质、延年益寿的保健方法。

❶ 中药保健原理是利用中药四气五味的属性调理人体气血阴阳

中医认为，人之所以长寿，全赖阴阳气血平衡，这也就是《素问·生气通气论》中所说："阴平阳秘，精神乃治。"运用中药养生以求益寿延年，其基本点就是利用中药寒、热、温、凉的四气和酸、苦、甘、辛、咸的五味来调理阴阳气血，纠正阴阳的偏盛偏衰，使其复归于"阴平阳秘"的动态平衡状态。这正如清代医家徐灵胎所说："审其阴阳之偏胜，而损益使平。"可以说，"损益使平"便是中药养生的关键，即调理阴阳的具体体现。用中药延年益寿，主要在于运用药物补偏救弊。而机体的偏颇不外虚实两大类，应本着"虚则补之，实则泻之"的原则，予以辨证施药。虚者，多以气血阴阳的不足为其主要表现，在方药养生中，即以药物进补，予以调理，气虚者补气，血虚者养血，阴虚者滋阴，阳虚者壮阳，补其不足而使其充盛，则虚者不虚，身体可强健而延年。实者，多以气血痰食的郁结、壅滞为主要表现，在方药养生方面，即以药物宣通予以调理，气郁者理气，血瘀者化瘀，湿痰者化湿，热盛者清热，寒盛者驱寒，此为泻实之法，以宣畅气血、疏通经络、化湿导滞、清热解毒、温散驱寒为手段，以达到行气血、通经络、协调脏腑的目的，从而使人体健康长寿。此外，必须指出，纯虚者是较为少见的。这是因为正气虚者往往兼有实邪，用药自当补中有泻，泻中有补。总之，无论补虚、泻实，皆以补偏救弊为原则，补中有泻，泻中有补，补泻并用，起到扶正祛邪、益寿延年的作用。

❷ 常用保健中药

常见具有延年益寿作用的中药主要有补气、养血、滋阴、补阳四大类。

（1）补气类

人参

【性味】味甘微苦，性温。

【归经】归脾、肺、心经。

【功效及应用】大补元气，生津止渴。对年老气虚，久病虚脱者，尤为适宜。

【用法】①人参一味煎汤，名独参汤，具有益气固脱之功效。年老体弱之人，长服此汤，可强身体，抗衰老。②人参切成饮片，每日噙化，可补益身体，防御疾病，增强机体抵抗能力。

【现代研究】人参可调节网状内皮系统功能，其所含人参皂苷确实具有抗衰老作用。

黄芪

【性味】味甘，性微温。

【归经】归肺、脾、肝、肾经。

【功效及应用】补气升阳，益卫固表，利水消肿，补益五脏。久服可壮骨强身，治诸气虚。清宫廷保健中多用黄芪补中气，益荣血。

【用法】单味黄芪480g，用水煎透，炼蜜成膏，以白开水冲服。

【现代研究】黄芪可增强机体抵抗力，具有调整血压及免疫功能，有性激素样作用，可改善冠脉循环和心脏功能。

茯苓

【性味】味甘淡，性平。

【归经】归心、脾、肺、肾经。

【功效及应用】渗湿利水，健脾和胃，宁心安神。《本经》谓："久服安魂养神，不饥延年。"《普济方》载有茯苓久服令人长生之法。历代医家均将其视为常用的延年益寿之品，因其药性缓和，可益心脾，利水湿，补而不峻，利而不猛，既可扶正，又可祛邪，故为平补之佳品。

【用法】将白茯苓磨成细粉，取15g，与粳米煮粥，名为茯苓粥。李时珍谓："茯苓粉粥清上实下。"常吃茯苓粥，对老年性浮肿、肥胖症，以及预防癌肿，均有好处。清代宫廷中，曾把茯苓制成茯苓饼，作为经常服用的滋补佳品，成为却病延年的名点。

【现代研究】茯苓的有效成分90%以上为茯苓多糖，其不仅能增强人体免疫功能，常食还可以提高机体的抗病能力，而且具有较强的抗癌作用，确实是延年益寿的佳品。

山药

【性味】味甘，性平。

【归经】归肺、脾、肾经。

【功效与应用】健脾补肺，固肾益精。《本经》谓："补中益气力，长肌肉，久服耳目聪明。"体弱多病的中老年人经常服用山药，好处颇多。

【用法】山药粥，即用干山药片45～60g（或鲜山药100～120g，洗净切片），粳米60～90g同煮粥。此粥四季可食，早晚均可用，温热服食。常食此粥，可健脾益气、止泻止痢，对老年性糖尿病、慢性肾炎等病，均有益处。

【现代研究】山药营养丰富，内含淀粉酶、胆碱、黏液质、糖蛋白和自由氨基酸、脂肪、碳水化合物、维生素C等。

薏苡仁

【性味】味甘淡，性凉。

【归经】归脾、肾、肺经。

【功效与应用】健脾、补肺、利尿。《本经》将其列为上品，谓："主筋急拘挛，不可屈伸，风湿痹，久服轻身益气。"

【用法】薏苡仁是具代表性的药食同源的中药，历代均有用薏苡仁煮饭和煮粥的记载。将薏苡仁洗净，与粳米同煮成粥，也可单味薏苡仁煮粥，具有健脾胃、利水湿之作用。中老年人经常服用，很有益处。

【现代研究】薏苡仁含有丰富的碳水化合物、蛋白质、脂肪、维生素B_1、薏苡素、薏苡醇，以及各种氨基酸。药理试验发现其对癌细胞有阻止生长和伤害作用。由于其药性缓和，味甘淡而无毒，故成为大众喜爱的保健佳品。

（2）养血类

熟地黄

【性味】味甘，性微温。

【归经】归肝、肾经。

【功效及应用】补血滋阴。《本草纲目》谓："填骨髓，长肌肉，生精血，补五脏内伤不足，通血脉，利耳目，黑须发。"主治腰膝酸软、骨蒸潮热、盗汗遗精、内热消渴、血虚萎黄、心悸怔忡、月经不调、眩晕耳鸣、须发早白等症。

【用法】《备急千金要方》载有熟地膏，即将熟地黄300g，煎熬3次，分次过滤去滓，合并滤液，兑白蜜适量，熬炼成膏，装瓶藏之。每服两汤匙（9 ～ 15g），每日服 1 ～ 2 次，白开水送服。对血虚、肾精不足者，可起到养血滋阴、益肾填精的作用。

【现代研究】熟地黄含葡萄糖、维生素等营养物质，可刺激骨髓造血，增加血细胞的生成，并具免疫调节作用和降糖、强心、保肝等功能，为养生保健食疗之佳品。

龙眼肉

【性味】味甘，性温。

【归经】归心、脾经。

【功效及应用】补益心脾，养血安神。《本经》谓：“久服强魂聪明，轻身不老。”用于思虑过度，劳伤心脾，而致惊悸怔忡，失眠健忘，食少体倦，以及脾虚气弱，便血崩漏等。

【用法】清代养生家曹庭栋在其所著的《老老恒言》中，有龙眼肉粥。即龙眼肉 15g，红枣 10g，粳米 60g，一并煮粥。具有养心、安神、健脾、补血之效用。每日早晚可服一二碗。该书云：“龙眼肉粥开胃悦脾，养心益智，通神明，安五脏，其效甚大。”然而，“内有火者禁用”。

【现代研究】龙眼肉的成分内含有维生素 A 和 B，葡萄糖，蔗糖及酒石酸等，据临床报道，对神经性心悸有一定疗效。

阿胶

【性味】味甘，性平。

【归经】归肺、肝、肾经。

【功效及应用】补血滋阴，止血安胎，利小便，润大肠。《本经》谓：“久服轻身益气。”为补血佳品，善治血虚诸证。

【用法】本品单服，可用开水，或热黄酒烊化；或隔水炖化，每次 3 ～ 6g。

【现代研究】本品含有胶原、多种氨基酸、钙、硫等成分。具有加速生成红细胞和血红蛋白作用，促进血液凝固作用，故善于补血、止血。

（3）滋阴类

枸杞子

【性味】味甘，性平。

【归经】归肝、肾经。

【功效及应用】滋补肝肾，益精明目。《本经》谓："久服坚筋骨，轻身不老。"《本草经疏》曰："枸杞子，润血滋补，兼能退热，而专于补肾，润肺，生津，益气，为肝肾真阴不足，劳乏内热补益之要药。老人阴虚者十之七八，故取食家为益精明目之上品。"

【用法】《太平圣惠方》载有枸杞粥，用枸杞30g，粳米60g，煮粥食用，对中老年因肝肾阴虚所致之头晕目眩、腰膝酸软、久视昏暗及老年性糖尿病等，有一定效用。《本草纲目》云："枸杞子粥，补精血，益肾气。"对血虚肾亏之老年人最为相宜。

【现代研究】枸杞子含有甜菜碱、胡萝卜素、维生素B_1、核黄素、烟酸、抗坏血酸、钙、磷、铁等成分，具有抑制脂肪在肝细胞内沉积，防止脂肪肝，促进肝细胞新生的作用。

玉竹

【性味】味甘，性平。

【归经】归肺、胃经。

【功效及应用】养阴润肺，除烦止渴。《本草拾遗》谓其"主聪明，调气血，令人强壮"。本品对老年阴虚之人尤为适宜。对于素体阴虚，肺胃燥热，咳嗽少痰，心烦口渴，消谷易饥，小便频数，筋脉失养有调理作用。

【用法】《太平圣惠方》载有服萎蕤法："二月九日，采萎蕤根切碎一石，以水二石煮之，从旦至夕，以手挼烂，布囊榨取汁熬稠，其渣晒，为末，同熬至可丸，丸如鸡头子大。每服一丸，白汤下，日三服，导气脉，强筋骨，治中风湿毒，去面皱，益颜色，久服延年。"本品补而不腻，凡津液不足之证皆可应用；但胃部胀满，湿痰盛者，应慎用或忌用。

【现代研究】本品有降血糖及强心作用，对于糖尿病患者、心悸患者、心脏病引起的心力衰竭，以及冠状动脉粥样硬化性心脏病之心绞痛有一定作用。

本品补而不腻，凡津液不足之证，皆可应用；但胃部胀满，湿痰盛者，应慎用或忌用。

黄精

【性味】味甘，性平。

【归经】归脾、肺、肾经。

【功效及应用】益脾胃，润心肺，填精髓。《本经逢原》云："宽中益气，使五脏调和，肌肉充盛，骨髓坚强，皆是补阴之功。"用于体虚乏力，心悸气短，以及干咳无痰，久病津亏口干。

【用法】《太平圣惠方》载有取食黄精法。将黄精根茎不限多少，洗净，细切，用流水去掉苦汁。经九蒸九晒后，食之。此对气阴两虚之身倦乏力、口干津少有益。

【现代研究】黄精具有降压作用，对防止动脉粥样硬化及肝脏脂肪浸润也有一定效果。所以，常吃黄精对肺气虚患者有益，还能防止一些心血管系统疾病的发生。

桑椹

【性味】味甘、酸，性寒。

【归经】归肝、肾经。

【功效及应用】滋阴补血，生津润燥。《本草拾遗》云："利五脏、关节，通血气。久服不饥……变白不老。"《滇南本草》谓："益肾脏而固精，久服黑发明目。"适用于肝肾阴虚之头晕耳鸣、目暗昏花、关节不利、失眠、须发早白等症。

【用法】将桑椹水煎，过滤去滓，装于陶瓷器皿中，文火熬成膏，兑适量白蜜，贮存于瓶中。每日服 2 次。每次 9～15g(一二汤匙)，温开水调服。具有滋补肝肾、聪耳明目之功能。

【现代研究】桑椹的成分含有葡萄糖，果糖，鞣酸，苹果酸（丁二酸），钙质，无机盐，维生素 A、D 等。临床上用于贫血、神经衰弱、糖尿病及阴虚型高血压。

女贞子

【性味】味甘微苦，性平。

【归经】归肝、肾经。

【功效及应用】滋补肝肾，强阴明目。《本经》谓："主补中，安五脏，养精神，除百疾，久服肥健，轻身不老。"《本草纲目》云："强阴，健腰膝，变白发，明目。"适用于肝肾阴虚所致的目暗不明、视力减退、须发早白、眩晕耳鸣、失眠多梦、腰膝酸软、遗精、消渴及阴虚内热之潮热、心烦等。

【用法】水煎服，每次 3 ～ 6g。因主要成分齐墩果酸不易溶于水，故以入丸剂为佳。本品以黄酒拌后蒸制，可增强滋补肝肾作用，并使苦寒之性减弱，避免滑肠。其补而不腻，但性质偏凉，脾胃虚寒泄泻及阳虚者慎用。

【现代研究】女贞子的果皮中含三萜类物质，如齐墩果醇酸、右旋甘露醇、葡萄糖。种子含脂肪油，其中包括软脂酸、油酸及亚麻酸等成分。本品有强心、利尿作用，还可用于淋巴结核及肺结核之潮热等。

（4）补阳类

菟丝子

【性味】味甘、辛，微温。

【归经】归肝、脾、肾经。

【功效及应用】补肝肾、益精髓、坚筋骨、益气力。《本经》谓其："补不足，益气力。"《名医别录》云："久服明目，轻身延年。"《太平圣惠方》载有服菟丝法，云："服之令人光泽。唯服多甚好，三年后变老为少……久服延年。"即擅长调理肾虚腰痛、阳痿遗精、尿频及宫冷不孕。

【用法】"用酒一斗浸，曝干再浸，又曝，令酒尽乃止，捣筛。"每次酒服 6g，日服 2 次。此药禀气和中，既可补阳，又可补阴，具有温而不燥、补而不滞的特点。

【现代研究】菟丝子含树脂样的糖体、大量淀粉酶、维生素 A 类物质等。具有保护肝脏、助阳和增强性活力作用，增加非特异性抵抗力等作用。

鹿茸

【性味】味甘咸，性温。

【归经】归肝、肾经。

【功效及应用】补肾阳，益精血，强筋骨。《本经》谓："益气强志，生齿不老。"《本草纲目》云："生精补髓，养血益阳，强筋健骨。"善治肾阳虚，精血不足，而见畏寒肢冷、阳痿早泄、宫冷不孕、小便频数、腰膝酸痛、头晕耳鸣、精神疲乏等症。

【用法】单味鹿茸可冲服，亦可炖服。冲服时，鹿茸研细末，每服 0.5 ～ 1g。炖服时，鹿茸 1.5 ～ 4.5g，隔水炖服。阴虚火旺患者及肺热、肝阳上亢者忌用。

【现代研究】鹿茸含鹿茸精，系雄性激素，又含磷酸钙、碳酸钙的胶质，软骨及氯化物等。能减轻疲劳，提高工作能力，改善饮食和睡眠。可促进红细胞、血红蛋白、网状红细胞的新生，促进创伤骨折和溃疡的愈合。是一种良好的全身强壮药物。

肉苁蓉

【性味】味甘咸，性温。

【归经】归肾、大肠经。

【功效及应用】补肾助阳，润肠通便。《本经》谓："养五脏，益精气。"《药性论》云："益髓，悦颜色，延年。"善治肾阳亏虚，精血不足之阳痿早泄、宫冷不孕、腰膝酸痛、痿软无力，对肠燥津枯便秘有一定调理作用。

【用法】本品单味服用，可以水煎，每次 6 ～ 15g 内服。亦可煮粥食用。《本经逢原》云："肉苁蓉，老人燥结，宜煮粥食之。"即肉苁蓉加大米、羊肉煮粥，有补肝肾、强身体之功用。

【现代研究】肉苁蓉含有列当素、微量生物碱、苷类、有机酸类物质。具有激素样作用，还有降压、强心、强壮、增强机体抵抗力等作用。

杜仲

【性味】味甘，性温。

【归经】归肝、肾经。

【功效及应用】补肝肾、强筋骨、安胎。《本经》谓其"补中，益精气，坚筋骨，强志……久服轻身耐老"。可调理肾虚腰痛及各种腰痛，对胎动不安或习惯性堕胎有一定疗效。

【用法】将大米淘洗干净后置于电饭煲内，加入 1000mL 清水，10g 杜仲粉，按常规方法煲至粥熟即成，每日 1 剂，每日 3 次佐餐应用。

【现代研究】杜仲含有杜仲酸，为异戊己烯的聚合体，还含有树脂。动物实验证明，杜仲有镇静和降血压作用。

③ 中药保健的注意事项

（1）不盲目进补： 采取补益中药进行调养，一般多用于老年人和体弱多病之人，这些人的体质多属“虚”，故宜用补益之法。无病体健之人一般不需服用。尤其需要注意的是，服用补药应有针对性，倘若一见补药，即以为全然有益无害，贸然进补，很容易加剧机体的气血阴阳平衡失调，不仅无益，反而有害，故不可盲目进补，应在辨明虚实，确认属虚的情况下，有针对性地进补。清代医家程国彭《医学心悟》指出：“补之为义，大矣哉！然有当补不补误人者；有不当补而补误人者；亦有当补而不分气血，不辨寒热，不识开合，不知缓急，不分五脏，不明根本，不深求调摄之方以误人者，是不可不讲也。”这是需要明确的第一条原则。

（2）补勿过偏： 进补的目的在于协调阴阳，宜恰到好处，不可过偏。过偏则反而成害，导致阴阳新的失衡，使机体遭受又一次损伤。例如，虽属气虚，但一味大剂补气而不顾及其他，补之太过，反而导致气机壅滞，出现胸腹胀满，升降失调；虽为阴虚，但一味大剂养阴而不注意适度，补阴太过，反而损伤阳气，致使人体阴寒凝重，出现阴盛阳衰之候。所以，补宜适度，适可而止，补勿过偏，这是进补时应注意的又一原则。

（3）辨证进补： 虚人当补，但虚人的具体情况各有不同，故进补时一定要分清脏腑、气血、阴阳、寒热、虚实，辨证施补，方可取得益寿延年之效，而不致出现偏颇。此外，服用补药，宜根据四季阴阳盛衰消长的变化，采取不同的方法。否则，不但无益，反而有害健康。

（4）盛者宜泻： 药物养生固然是年老体弱者益寿延年的辅助方法，以补虚为主亦无可厚非。然而，体盛而本实者也并不少见。只谈其虚而不论其实，亦未免失之过偏。恰如徐灵胎所说：“能长年者，必有独盛之处，阳独盛者，当补其阴。”“而阳之太盛者，不独当补阴，并宜清火以保其阴。”“若偶有风、寒、痰、湿等因，尤当急逐其邪。”当今之人，生活水准提高了，往往重补而轻泻。然而，平素膏粱厚味不厌其多者，往往脂醇充溢，形体肥胖，气血痰食壅滞已成其隐患。因此，泻实之法也是抗衰延年的一个重要原则。《中藏经》所说“其本实者，得宣通之性必延其寿”，即是这个意思。

（5）泻不伤正： 体盛邪实者，得宣泻通利，方可使阴阳气血得以平衡。但在养生调摄中，亦要注意攻泻之法的恰当运用。不可因其体盛而过分攻泻，攻泻太过则易导致人体正气虚乏，不但起不到益寿延年的作用，反而适得其反。故药物养生中的泻实之法，以不伤其正为原则。力求达到汗毋大泄，清毋过寒，下毋峻猛。在实际应用中，应注意以下几点：①确实有过盛壅滞之实者，方可考虑用攻泻之法；②选药必须贴切，安全有效；③药量必须适当，恰如其分；④不可急于求成，强求速效。

（6）用药缓图：衰老是个复杂而缓慢的过程，任何益寿延年的方法都不是一朝一夕即能见效的，药物养生也不例外，不可能指望在短时期内依靠药物达到养生益寿的目的。因此，用药宜缓图其功，要有一个渐变过程，不宜急于求成。若不明此理，则欲速不达，非但无益，抑且有害。这是药物养生中应用的原则，也是千百年来，历代养生家的经验之谈，应该予以足够的重视。

（七）药食同源。常用药食两用的食物有：蜂蜜、莲子、大枣、核桃仁、生姜、菊花、绿豆、芝麻、大蒜、花椒、山楂等

“药食同源”指许多食物即是药物，它们之间并无绝对的分界线。古代医学家将中药的“四气”“五味”理论运用到食物之中，认为每种食物也具有“四气”“五味”。“药食同源”还认为中药与食物是同时起源的。《淮南子·修务训》称：“神农尝百草之滋味，水泉之甘苦，令民知所避就。当此之时，一日而遇七十毒。”可见，神农时代药与食不分，无毒者可就，有毒者当避。中医学将食物的味道归纳为酸、苦、甘、辛、咸五种，统称“五味”。五味不同，对人体的作用也各有不同。五味调和有利于健康。《素问·生气通天论》指出：“阴之所生，本在五味，用之五宫，伤在五味。”“是以谨和五味，骨正筋柔，气血以流，腠理以密，如是则骨气以精，谨道如法，长有天命。”说明饮食调配得当，五味和谐，则有助于机体消化吸收，滋养脏腑、筋骨、气血，因而有利于健康长寿。《素问·五脏生成》

指出："多食咸，则脉凝泣而变色；多食苦，则皮槁而毛拔；多食辛，则筋急而爪枯；多食酸，则肉胝皱而唇揭；多食甘，则骨痛而发落。此五味之所伤也。"从食味太偏有损健康的角度，强调了五味调和的重要性。饮食养生的作用，主要体现在扶正补虚、泻实祛邪、防病益寿三方面。

❶ 扶正补虚

人体各种组织、器官和整体的功能低下，精血津液类营养物质不足，是导致疾病的重要原因，中医学把这种病理状态称为"正气虚"，其所引起的病证称为"虚证"。虚证的临床表现，由于有阴虚、阳虚、气虚、血虚等不同，而各具其证候特点，但总体上表现为精神萎靡、身倦乏力、心悸气短、食欲不振、腰酸腿软、脉象细弱或沉细。凡是能够补充人体物质，增强功能，以提高抗病能力，改善或消除虚弱证候的食物，都具有补益脏腑、扶助正气的作用。这类食物大多为动物类、乳蛋类、粮食类食物。如：

（1）补气类： 粳米、糯米、小米、籼米、黄豆、豆腐、牛肉、鸡肉、兔肉、鹌鹑、鸡蛋、鹌鹑蛋、土豆、胡萝卜、大枣等，用于气虚证。

（2）补血类： 猪肉、羊肉、猪肝、羊肝、牛肝、甲鱼、海参、菠菜、胡萝卜、黑木耳、桑椹等，用于血虚证。

（3）滋阴类： 鸭蛋、甲鱼、乌贼、猪皮、鸭肉、桑椹、枸杞子、黑木耳、银耳等，用于阴虚证。

（4）补阳类： 核桃仁、韭菜、刀豆、羊肉、狗肉、雀肉、虾等，用于阳虚证。

❷ 泻实祛邪

外界致病因素侵袭人体，内脏功能活动失调，气血水类代谢产物堆积，皆可使人发生疾病。如果病邪较盛，中医学称为"邪气实"，其证候则称为"实证"。实证的范围很广，如邪闭经络或内阻脏腑，或气滞、血瘀、痰湿、积滞等都属于实证范围。一般实证的常见症状有呼吸气粗、精神烦躁、脘腹胀满、疼痛难忍、大便秘结、小便不通、淋沥涩痛，多伴有舌苔厚腻、脉实有力等。用于实证的食物大都具有除病邪的作用，邪去则脏安。泻实类食物的种类较多，分别介绍如下：

（1）解表类： 生姜、大葱、豆豉等，用于感冒。

（2）清热泻火类：苦瓜、苦菜、蕨菜、西瓜等，用于实热证。

（3）清热燥湿类：茄子、荞麦、马齿苋等，用于湿热病证。

（4）清热解毒类：绿豆、赤小豆、马齿苋、苦瓜、荠菜、豆腐、豌豆等，用于热毒证。

（5）清热解暑类：西瓜、绿豆、绿茶等，用于暑热证。

（6）清热利咽类：荸荠、青果、无花果等，用于内热咽喉肿痛证。

（7）清热凉血类：茄子、藕节、丝瓜、黑木耳等，用于血热证。

（8）通便类：香蕉、菠菜、竹笋、蜂蜜、黑芝麻等，用于便秘证。

（9）祛风湿类：薏苡仁、木瓜、樱桃、鳝鱼等，用于风湿证。

（10）芳香化湿类：扁豆、蚕豆等，用于湿温、暑湿、脾虚湿盛证。

（11）利水类：玉米、玉米须、黑豆、绿豆、赤小豆、冬瓜、冬瓜皮、白菜、鲤鱼等，用于小便不利、水肿、淋病、痰饮等证。

（12）温里类：干姜、肉桂、花椒、茴香、胡椒、羊肉等，用于里寒证。

（13）行气类：刀豆、玫瑰花等，用于气滞证。

（14）活血类：山楂、酒、醋等，用于血瘀证。

（15）化痰类：海藻、昆布、海带、紫菜、萝卜、杏仁等，用于痰证。

（16）止咳平喘类：杏仁、梨、白果、枇杷、百合等，用于咳喘证。

（17）安神类：莲子、小麦、百合、龙眼肉、酸枣仁、猪心等，用于神经衰弱、失眠证。

（18）收涩类：乌梅、莲子等，用于泄泻、尿频等滑脱不禁证。

❸ 防病益寿

食物对人体的滋养作用是身体健康的重要保证。合理安排饮食，保证机体有充足营养供给，可以使气血充足，五脏六腑功能旺盛。饮食又可以调整人体的阴阳平衡，《素问·阴阳应象大论》所说："形不足者，温之以气，精不足者，补之以味。"根据食物的气、味特点，以及人体阴阳盛衰的情况，予以适宜的饮食营养或以养精，或以补形，既补充营养，又可调整阴阳平衡。不但保证机体健康，也是预防疾病的重要措施。此外，发挥某些食物的特殊作用，可直接用于某些疾病的预防。例如，用大蒜预防腹泻，用绿豆汤预防中暑，用葱白、生姜预防风寒感冒等，都是民间的宝贵经验。对于老年人，饮食在延缓衰老方面作用十分重要。《养老奉亲书》说：“高年之人真气耗竭，五脏衰弱，全仰饮食以资气血。”

④ 常用药食两用的食物

蜂蜜

【别名】为蜜蜂科昆虫中华蜜蜂等所酿的蜜糖。又名石蜜、石饴、食蜜、蜜、白蜜、白砂蜜、蜜糖、砂蜜、蜂糖。

【性味】甘，平。

【归经】归肺、脾、大肠经。

【功效及应用】①补中，润燥，止痛，解毒：用治脘腹虚痛、肺燥便秘、外治疮疡不敛、水火烫伤。②抗菌：本品对金黄色葡萄球菌、大肠杆菌、变形杆菌、痢疾杆菌等多种细菌具有抑制和杀灭作用。③抗肿瘤：蜂蜜有中度抗肿瘤和显著抗肿瘤转移作用。④通便：比较缓和，能明显增强胃肠蠕动。⑤解毒：蜂蜜能解乌头毒，其中以水煎液的效果最佳。⑥增强体液免疫功能：5%椴树蜜可显著增加抗体分泌细胞数，增强体液免疫功能。

不同种类的蜂蜜作用：

丹参蜜：（裕丹参蜜）凉血消肿、活血化瘀、养心安神、清心除烦。预防和治疗冠心病、心绞痛、心肌梗死、高血压、脂血症、动脉硬化、养颜美容。

葵花蜂蜜：扩张血管，软化血管，降血压、血脂。

冬蜜：调理肠胃，养气润肺。

桂花蜜：消肿止血，润喉通肠。

龙眼蜜：补脑益智，增强记忆。

柑橘蜜：生津止渴，润肺开胃。

荆条蜜：益气补血，散寒清目。

山花蜜：养肝，治便秘。

桉树蜜：抗菌消毒，预防流行性感冒，治疗喉咙发炎。

洋槐蜜：清热解毒，养颜补气。

枣花蜜：补血安神，健脾养胃。

益母草蜜：调经美白，日常保健。

椴树蜜：清热利尿，养肝明目。

【应用举例】

①高血压，慢性便秘。蜂蜜 15g，黑芝麻 12g。先将芝麻蒸熟捣如泥，搅入蜂蜜，用热开水冲化，1 日 2 次分服。

②美容养颜。新鲜鸡蛋 1 只，蜂蜜 1 匙，将两者搅拌均匀，用软刷子涂刷在面部后进行按摩。待自然风干后，用清水洗净，每周两次，具有润肤去皱、益颜美容的功效。

【小贴士】

研究表明，在蜂蜜营养成分中酶类尤其是淀粉酶对热极不稳定。温度过高会导致蜂蜜特有的香味和滋味受到破坏而挥发，抑菌作用下降，营养物质被破坏。因此，蜂蜜最好使用 40℃以下的温开水或凉开水稀释后食用，特别是在炎热的夏季，用冷开水冲蜂蜜饮用，能消暑解热，是很好的清凉保健饮料。

空腹喝蜂蜜水容易使体内酸性增加。一般在饭前 1 ～ 1.5 小时，或饭后 2 ～ 3 小时喝蜂蜜水较为适宜。神经衰弱者应在每天睡前服用。

莲子

【别名】莲者，连也，花实相连而出，故名。又名莲实、莲肉、藕实，水芝丹、莲蓬子、泽芝等。

【性味】甘涩，平。

【归经】归脾、肾、心经。

【功效及应用】①养心安神，益肾固精，健脾止泻止带，主治脾虚久泻、遗精带下、心悸失眠。②增强免疫功能。③抗衰老。④治疗心律不齐。

【应用举例】

①久痢不止。干莲子 15g，磨粉，放入米汤中食用，每日 3 次。

②脾胃亏虚，消化不良。莲肉糕。取莲子肉、糯米（或大米）各 200g，炒香，茯苓 100g（去皮），共研为细末；白糖适量。一同拌匀，加水使之成泥状，蒸熟，待冷后压平切块即成。

【小贴士】

莲子不宜生食。《本草拾遗》记载：“生则胀人腹。”因莲子性涩，可影响脾胃功能。

干莲子含磷量较高，慢性肾功能不全患者宜少食或不食，以避免高磷血症。中满痞胀及大便燥结者忌服。

大枣

【别名】大曰枣，小曰棘。棘者，酸枣；以枣性高，故重朿；棘性低，故并朿。枣字首见于《诗经》。大枣因加工的不同，而有红枣、黑枣之分，而入药一般用红枣。又名干枣、美枣、良枣、红枣、刺枣。

【性味】甘，温。

【归经】归脾、胃经。

【功效及应用】①补脾和胃、益气生津、调营卫、解药毒，具有保护肝脏、增强肌力和增加体重的功效，对急慢性肝炎、肝硬化、贫血、过敏性紫癜等症有一定疗效。大枣含有大量的糖类物质，主要为葡萄糖，还含有果糖、蔗糖及由葡萄糖和果糖组成的低聚糖、阿拉伯聚糖及半乳醛聚糖等；并含有大量的维生素 C、核黄素、硫胺素、胡萝卜素、烟酸等多种维生素。具有较强的补养作用，能提高人体免疫功能，增强抗病能力。药理研究发现，红枣能促进白细胞的生成，降低血清胆固醇，提高白蛋白，保护肝脏。经常食用鲜枣的人很少患胆结石，这是因为鲜枣中丰富的维生素 C，使体内多余的胆固醇转变为胆汁酸，胆固醇少了，结石形成的概率也就随之降低。枣中富含钙和铁，对防治骨质疏松、产后贫血有重要作用，中老年人更年期经常会骨质疏松，正在生长发育高峰的青少年和女性容易发生贫血，大枣具有十分理想的食疗作用，其效果通常是药物不能比拟的。其对病后体虚的人也有良好的滋补作用。枣所含的芦丁能使血管软化，从而降低血压，对高血压有防治功效。②抗过敏、除腥臭、怪味、宁心安神、益智健脑、增强食欲。③消除疲劳、扩张血管、增强心肌收缩力、改善心肌营养。

【应用举例】

①脾虚。本品味甘，健脾益气。如《太平圣惠方》所载大枣粥，用大枣 14 枚，茯神 15g，粟米 60g，将大枣、茯神（研末）与粟米如常法煮粥，可用治脾胃虚弱证。

②心慌心悸，失眠多梦。本品可益气血，安心神。如《备急千金要方》用大枣 20 枚、葱白若干，水煎去渣顿服，治虚劳烦闷不得眠。

③调和营卫和药物。大枣与生姜配伍，可调和营卫。本品味甘，与药物配伍，可用于缓和药性。

【小贴士】

大枣老少皆宜，尤其是中老年人、青少年、女性的理想天然保健品，也是病后调养的佳品。特别适宜慢性肝病、胃虚食少、心血管疾病、脾虚便溏、过敏性紫癜、支气管哮喘、荨麻疹、过敏性湿疹、过敏性血管炎、气血不足、营养不良、心慌失眠、贫血头晕等患者食用。

但是，湿热内盛者、小儿疳积和寄生虫病儿童，齿病疼痛、痰湿偏盛的人及腹部胀满者、舌苔厚腻者忌食。此外，糖尿病患者不宜多食；而且鲜枣不宜多吃，否则易生痰、助热、损齿。

核桃仁

【别名】核桃仁为胡桃核内的果肉，又名胡桃仁、胡桃肉。

【性味】甘，温。

【归经】归肾、肺、大肠经。

【功效及应用】①壮腰补肾，敛肺定喘，润肠通便。②抗脂质过氧化，减轻脂肪肝。降血脂，抗衰老。抗诱变作用，可能与核桃仁中含有丰富的维生素和矿物质有关。③增加体重及白蛋白含量。

【应用举例】

①肺肾亏虚之咳嗽喘息。胡桃仁益肺气，补肾气。单用生、熟均可，食之数粒，日久效显。

②肾虚尿频遗尿、滑精带下等。本品甘温，善补肾气而增强固摄，涩精止遗。如《本草纲目》中用胡桃煨熟，卧时嚼之，温酒送下，可治小便频数。

③肠燥便秘。本品富含油脂，能润肠通便。若配伍蜂蜜，效果更佳。

④润肤、乌发、益智：经常食用本品，可有润肤、乌发、益智之效。

【小贴士】

据宋代《开宝本草》记载：“饮酒食核桃令人咯血。”可能是因为核桃性热，多食生痰动火，而白酒也属甘辛大热，二者同食，易致血热的缘故。特别是有咯血宿疾的人，更应禁忌。如支气管扩张、肺结核患者，饮白酒即可引起咯血，不与核桃共食，亦可致病。

食用核桃时忌饮浓茶。因为核桃中含有丰富的蛋白质与铁元素，茶叶中含有鞣酸，鞣酸会与核桃中的铁、蛋白质结合，生成不溶性的沉淀物，不易被消化吸收，所以食核桃忌饮浓茶。

糖尿病患者忌多食核桃。核桃中含油脂高，但它可降低胆固醇，所以可预防动脉硬化。而糖尿病患者是由于糖代谢紊乱所致，在饮食上要忌食含高脂肪、高糖类食物，吃含油脂高的核桃会使糖尿病病情加重，所以糖尿病患者须注意饮食，尽管核桃不属于含糖类高的食物但仍不宜多吃。

生姜

【别名】嫩者名紫姜、子姜；宿根名母姜；干燥根茎名干姜。

【性味】辛，温。

【归经】归脾、胃、肺经。

【功效及应用】①生姜皮性辛凉，治皮肤浮肿，行皮水；生姜汁辛温，辛散胃寒力量强，多用于呕吐；干姜辛温，温中散寒，回阳通脉，温脾寒力量大；炮姜味辛苦走里不走表，温下焦之寒；炮姜炭性温，偏于温血分之寒；煨姜苦温，偏于温肠胃之寒。②生姜辛而散温，益脾胃，善温中降逆止呕，除湿消痞，止咳祛痰，以降逆止呕为长。③抗衰老。生姜中所含的姜辣素和二苯基庚烷类化合物的结构，均具有很强的抗氧化和清除自由基作用。④抗细菌、抗真菌。生姜提取物对金黄色葡萄球菌、白色葡萄球菌、伤寒、痢疾杆菌等均有抑制作用；对于堇色毛癣菌有抑制作用。⑤抗原虫。2.5%、5%、25% 的生姜水浸剂有杀灭阴道滴虫作用。⑥抗溃疡、止吐、促进胃液分泌。⑦保肝利胆、兴奋心脏、抗血小板凝聚、兴奋血管中枢和神经中枢。

【应用举例】

①生姜用于解表，主要为发散风寒，多用治感冒轻症，煎汤，加红糖趁热服用，往往能得汗而解，也可用作预防感冒药物。生姜发汗作用较弱，常配合麻黄、桂枝等同用，作为发汗解表辅助的药品，能增强发汗力量。

②恶心呕吐及咳嗽痰多等症。将生姜洗净后打烂，绞取其汁入药。一般用量为 3 ～ 10 滴，冲服。

③胃、十二指肠溃疡。鲜生姜 50g，洗净切碎，加水 300mL，煎 30 分钟。3 次 / 日，2 日服完。

④急性细菌性痢疾。鲜生姜 75g，红糖 50g，共捣为糊状，每日 3 次分服，7 天为 1 个疗程。

【小贴士】

生姜以药食俱佳见称，经常食用能保健强身，养生益寿。一年之内，秋不食姜；一日之内，夜不食姜。秋天气候干燥，燥气伤肺，再吃辛辣的生姜，容易伤害肺部，加剧人体失水、干燥，所以秋季不宜吃姜。秋季吃姜也不宜过多，以免吸收姜辣素，在经肾脏排泄过程中会刺激肾脏，产生口干、咽痛、便秘等症状。

阴虚火旺之目赤内热者，或患有痈肿疮疖、肺炎、肺脓肿、肺结核、胃溃疡、胆囊炎、肾盂肾炎、糖尿病、痔疮者，都不宜长期食用生姜，尤其是阴虚体质的人应该少或不吃生姜。阴虚就是燥热体质，表现为手脚心发热，手心有汗，爱喝水，经常口干、眼干、鼻干、皮肤干、心烦易怒、睡眠不好，而姜性辛温，阴虚的人吃姜会加重阴虚的症状。

菊花

【别名】寿客、金英、黄华、秋菊、陶菊、日精、女华、延年、隐逸花。

【性味】味辛，甘，苦；性微寒。

【归经】归肺、肝经。

【功效及应用】①疏散风热，清肝明目，平肝阳，解毒。用于感冒风热，发热头昏；肝经有热；目赤多泪，或肝肾阴虚之眼目昏花；肝阳上亢之眩晕头痛；疮疡肿痛。②降血压。菊花具有降血压、扩张冠状动脉和抑菌的作用，长期服用能增加人体钙质、调节心肌功能、降低胆固醇，适合中老年人和预防流行性结膜炎。③提神。菊花是一种神经强壮剂，能增强毛细血管的抵抗力，可延缓衰老，增强体力。菊花有良好的镇静作用，经常食用能使人肢体轻松，醒脑提神。

不同种类菊花的作用：

滁菊：平肝潜阳效果佳。滁菊又名“白菊”“甘菊”，是菊花中花瓣最紧密的一种。它花蕊金黄，花瓣晶莹玉白，素有“金心五瓣”之美誉。滁菊平肝潜阳的效果最强，对肝阳上亢导致的头目眩晕、高血压等疗效较好。

贡菊：养肝明目效果佳。贡菊也称“黄山贡菊”，花朵雪白，蒂呈绿色。冲泡时间长了，连茶汤也会变成绿色。贡菊有清肝明目、养肝养眼的作用。贡菊泡茶再加一些枸杞子，对于缓解视疲劳，防治老花眼、眼目干涩等疗效甚好。

杭菊：清咽利喉效果强。杭菊花朵较大，分为杭白菊和杭黄菊两种。

与贡菊相比，杭菊的深色花心更明显，泡开后花瓣容易脱落。具有疏散风热、平肝明目、清热解毒之功。疏散清泻的功效黄菊花较强，白菊花兼能养肝。常用于外感风热或温病初起咽喉肿痛，以及肝阳上亢之肝火目疾、热毒疮肿等病的治疗。

野菊花：清热解毒效果佳。与以上几种家菊相比，野菊花的花朵更小更黄，花形也不是很好看，苦寒更重。野菊花清热解毒消肿的作用最强，对缓解生疮、牙痛、口臭都有效。不过，野菊花要慎用，临床常见过敏症状。另外，野菊花凉性较大，体质弱者尤其慎用，以免损伤脾胃阳气，造成胃部不适、大便溏稀等不良反应。

【应用举例】

①高血压、肥胖症。菊花山楂茶。取菊花10g，加山楂、金银花各10g，代茶饮用，能化瘀消脂、清凉降压、减肥轻身，适用于肥胖症、脂血症和高血压患者。

②治疗风热感冒。三花茶。菊花、金银花、茉莉花均少许，泡水作茶饮，可清热解毒，适用于防治风热感冒、咽喉肿痛、痈疮等，常服更可降火，有宁神静思的效用。

③脑力劳动者保健饮。菊花蜜饮。菊花5g，加水20mL，稍煮后保温30分钟，过滤后加入适量蜂蜜，搅匀之后饮用。具有养肝明目、生津止渴、清心健脑、润肠等作用。由白菊茶和上等乌龙茶制成的菊花茶，是每天接触电子污染的办公一族必备的一种茶。因为，此茶具有去毒的作用，对体内积存的有害化学和放射性物质都有抵抗、排除的作用。

④治疗秋燥咳嗽。取菊花10g，桑叶、枇杷叶各5g，研成粗末，用沸水冲泡代茶饮，可防秋燥，适于因秋燥犯肺引起的发热、咽干唇燥、咳嗽等病症。本方尚有预防流感、流脑、乙脑、腮腺炎、水痘等作用。

⑤各种菊花保健食品介绍

菊花酒：由菊花加糯米、酒曲酿制而成，古称“长寿酒”，其味清凉甜美，有养肝、明目、健脑、延缓衰老等功效。

菊花粥：将菊花与粳米同煮制粥，软糯清爽，能清心、除烦、悦目、去燥。

菊花茶：用菊花泡茶，气味芳香，可消暑、生津、祛风、润喉、养目、解酒。

菊花糕：把菊花拌在米浆里，蒸制成糕，或用绿豆粉与菊花制糕，具有清凉祛火的食疗效果。

菊花肴：由菊花与猪肉、鱼肉、鸡肉煮食的“菊花肉片”，荤中有素，补而不腻，清心爽口，可用于风热上扰之头晕目眩。

菊花羹：将菊花与银耳或莲子煮或蒸成羹食，加入少许冰糖，可祛烦热、利五脏、治头晕目眩等症。

菊花膏：以鲜菊花加水煎熬，滤取药汁并浓缩，兑入炼好的蜂蜜，制成膏剂，具有疏风清热、明目之效用。

菊花枕：将菊花瓣阴干，收入枕中，对高血压、头晕、失眠、目赤有较好疗效。

菊花护膝：将菊花、陈艾叶捣碎为粗末，装入纱布袋中，做成护膝，可祛风除湿、消肿止痛，治疗鹤膝风等关节炎。

菊花香气：有疏风、平肝之功，嗅之，对感冒、头痛有辅助治疗作用。

【小贴士】

菊花性凉，气虚胃寒、食少泄泻者慎服。

高血压患者按中医辨证可有多种证型，属于阴虚阳亢型者用菊花较好。属于阴阳两虚型者则不宜用寒凉的菊花，只宜用培补阳气、滋养肾阴的药，治疗这一证型的病人多用温热的党参、黄芪、杜仲、熟地黄等；若用菊花、钩藤、石决明等，则效果不佳。另外，痰湿型、血瘀型高血压患者也不宜用菊花。

绿豆

【别名】青小豆

【性味】甘，凉。

【归经】归心、胃经。

【功效及应用】①清热解毒，清暑利水。绿豆中的某些成分直接有抑菌作用，通过提高免疫功能间接发挥抗菌作用。②保护皮肤作用。绿豆有改善干燥皮肤的作用，有效强化皮肤的水分保湿能力，使皮肤润泽、有弹力。③绿豆中含有丰富的蛋白质，生绿豆水浸磨成的生绿豆浆蛋白含量颇高，内服可保护胃肠黏膜。④解毒作用。绿豆蛋白、鞣质和黄酮类化合物可与有机磷农药、汞、砷、铅化合物结合形成沉淀物，使之减少或失去毒性，并不易被胃肠道吸收。

【应用举例】

①暑热。可用绿豆汤，做法是将绿豆下锅加水，大火一滚，取汤停冷，色碧食之。如多滚则色浊，不堪食矣。绿豆加丝瓜花煮水，清暑力更强。

②血糖偏高。采用绿豆羹，用 2L 绿豆淘净后，水煮烂并将其研细，早晚各服一小盏。

③解毒。三豆饮，以绿豆为主，配黑大豆、赤小豆，清热解毒。

【小贴士】

服用温热中药时，不宜吃绿豆。

煮食绿豆时，不宜加碱，会降低绿豆的营养成分。

脾胃虚寒、阳虚怕冷体质，不宜食用绿豆。绿豆性凉，老年人及病后体弱者少食用。

芝麻

【别名】胡麻、乌麻、油麻、巨胜、交麻。

【性味】甘，平。

【归经】归肝、肾经。

【功效及应用】有补血明目、祛风润肠、生津通乳、益肝养发、强身体，抗衰老之功效。可用于治疗身体虚弱、头晕耳鸣、高血压、脂血症、咳嗽、身体虚弱、头发早白、贫血萎黄、津液不足、大便燥结、乳少、尿血等。

【应用举例】

①头发枯脱、早年白发。取芝麻 200g，何首乌 200g，共研细末，每日早晚各服 15g。

②干咳少痰。取黑芝麻 250g，冰糖 100g，共捣烂，每次以开水冲服 20g，早晚各一次。

③便秘。黑芝麻 30g，核桃仁 30g，共捣烂，加蜂蜜 20g，用开水搅匀，一次服下。

④催乳。黑芝麻 500g 炒熟，研成细末，每次取 20g，用猪蹄汤冲服，每日早晚各一次。

⑤高血压。黑芝麻、醋、蜂蜜各 35g，充分混匀，日服 3 次。

⑥阳痿并腰酸腿软。芝麻 250g，早稻粳米 250g，紫河车 2 具焙干，共研末，加蜂蜜炼成小蜜丸，每日早晚各用 15g。

⑦便血。黑芝麻 500g 炒焦，红糖 500g，拌匀，随意适量服用。

⑧治疗老年咳喘。炒黑芝麻 250g，生姜 200g，捣汁去渣，再与芝麻同炒，加蜂蜜（蒸熟）、冰糖（捣碎蒸溶）各 120g，混合后装瓶，每日早晚各服 1 汤匙。

【小贴士】

芝麻可榨制香油（麻油），供食用或制糕点；种子去皮称麻仁，烹饪上多用作辅料；芝麻仁外面有一层稍硬的膜，把它碾碎才能使人体吸收到营养，所以整粒的芝麻应加工后再吃，炒制时千万不要炒糊。

患有慢性肠炎、便溏腹泻者忌食；根据前人经验，男子阳痿、遗精者忌食。

大蒜

【别名】胡蒜、独蒜、独头蒜

【性味】辛、温。

【归经】归脾、胃、肺经。

【功效及应用】①温中行滞、解毒、杀虫，用于脘腹冷痛、痢疾、泄泻、肺痨、百日咳、感冒、痈疖肿毒、肠痈、癣疮、蛇虫咬伤、钩虫病、蛲虫病、带下阴痒、疟疾、喉痹、水肿。②强力杀菌。大蒜中含硫化合物具有奇强的抗菌消炎作用，对多种球菌、杆菌、真菌和病毒等均有抑制和杀灭作用，是目前发现的天然植物中抗菌作用最强的一种。③防治肿瘤。大蒜中的锗和硒等元素可抑制肿瘤细胞和癌细胞的生长。实验发现，癌症发生率最低的人群就是血液中含硒量最高的人群。美国国家癌症组织认为，全世界最具抗癌潜力的植物中，位居榜首的是大蒜。④排毒清肠，预防肠胃疾病。大蒜可有效抑制和杀死引起肠胃疾病的幽门螺杆菌等细菌、病毒，清除肠胃有毒物质，刺激胃肠黏膜，促进食欲，加速消化。⑤降低血糖，预防糖尿病。大蒜可促进胰岛素的分泌，增加组织细胞对葡萄糖的吸收，提高人体葡萄糖耐量，迅速降低体内血糖水平，并可杀死诱发糖尿病感染的各种病菌，从而有效预防和治疗糖尿病。⑥防治心脑血管疾病。大蒜可防止心脑血管中的脂肪沉积，诱导组织内部脂肪代谢，增加血管的通透性，从而抑制血栓的形成和预防动脉硬化。每天吃 2 ～ 3 瓣大蒜是降压最好、最简易的办法。⑦保护肝功能。大蒜中的微量元素硒，通过参与血液的有氧代谢，清除毒素，减轻肝脏的解毒负担，从而达到保护肝脏的目的。

【应用举例】

①脘腹冷痛或少食腹胀。源于《濒湖集简方》。采用制大蒜，做法是醋浸大蒜、腌制大蒜或煮大蒜，任选一种。每次 6g，嚼服，温水送下。有温中健胃、消食理气之功，作用和缓，有效。

②解毒止痢和杀虫。可用煨大蒜，取大蒜连皮 10 ～ 12g，放火灰中煨熟，剥皮后嚼食。本品有解毒止痢和杀虫作用。可用于痢疾或腹泻、钩虫病、蛲虫病（将大蒜捣烂或切碎，白糖开水送服亦可）。治阿米巴痢疾、蛲虫病时，又须配合外治（灌肠或涂肛用）。

③大蒜保健食疗方列举

大蒜粥：紫皮大蒜 30g，粳米 100g。大蒜去皮，放沸水中煮 1 分钟捞出，然后取粳米，放入煮蒜水中煮成稀粥，再将蒜放入（若结核患者食用，可另加白及粉 5g），同煮为粥。此粥具有下气健胃、解毒止痢的功效，适用于急性菌痢患者食之。

大蒜浸液：大蒜 10g，白糖适量。将大蒜去皮捣烂，加开水 50mL，澄清加白糖适量即成。此浸液具有止咳解毒的功效，适用于百日咳痉咳期。

【小贴士】

每日食用大蒜的量保持在一瓣是比较合理的，为了更好地保留有效成分，吃蒜泥是最好的，还会减少一定的刺激性。

大蒜防癌功效最主要体现在消化道系统癌症，如食管癌、胃癌等。与此同时，大蒜中的含硫和含硒化合物对抗其他肿瘤也有积极意义。

眼病患者不宜食大蒜。古人云："蒜治百病唯害一目。"长期、大量吃蒜，对眼睛是有害的。嵇康在《养生论》中说："荤辛害目。"蒜味最辛，而且它走清窍，通眼睛，容易造成眼睛的损伤。所以要注意吃蒜不要过多，尤其是有眼病的人，在治疗时必须忌食辛辣食物。

虚弱有热者不宜食大蒜。古人认为多食蒜会耗散人的气，同时也耗散人的血，《本草从新》记载"大蒜辛热有毒，生痰动火，散气耗血，虚弱有热的人切勿沾唇"。所以身体差、气血虚弱的人要注意避免多食蒜。

肝热病患者不宜食蒜。很多人用吃大蒜的方法来预防肝炎，甚至有人在患上肝炎后仍然每天吃大蒜。这都是不对的。《本草纲目》记载蒜“久食伤肝损眼”。大蒜性热，能助火；味辛，刺激性强。肝有内火者如果食用大蒜过多，肝火会更旺，时间久了当然会造成肝损伤。

脾虚腹泻患者不宜食蒜。生大蒜的刺激性很强，平常少吃点可以促消化，但是如果患有非细菌性肠炎、腹泻时再吃大蒜，强烈的刺激会使肠黏膜充血、水肿加重，促进渗出，使病情恶化。

重病者慎食蒜。蒜属发物，所谓发物，是指特别容易诱发某些疾病，或加重已发疾病的食物。食用像大蒜、辣椒等辛辣食品，对患有重病或者正在服药的人来说，很可能出现明显的副作用，不但可能引发旧病，还可能使药物失效或与药物产生连锁反应，影响身体健康。

花椒

【别名】青椒或花椒果皮。又名小椒、大红袍、狗椒、小红袍、豆椒、正路花椒、金阳花椒、蜀椒、川椒。

【性味】辛、温，麻。

【归经】归脾、肺、肾经。

【功效与主治】①温中止痛，杀虫止痒。用于脘腹冷痛，呕吐泄泻，虫积腹痛，蛔虫症；外治湿疹瘙痒。②消毒杀菌。对肠内致病菌有一定的抑制作用。

【应用举例】

①断奶回乳。取花椒6g，加水400mL，浸泡后煎水，煮浓缩成200mL，再加红糖30～60g，于断乳当天趁热一次饮下，每日1次，1～3天可回乳。

②治痛经。用花椒10g，胡椒3g，二味共研细粉，用白酒调成糊状，敷于脐眼，外用伤湿止痛膏封闭，每日1次，此法最适宜于寒凝气滞之痛经。

③治秃顶。适量的花椒浸泡在酒精度数较高的白酒中，1周后使用时，用干净的软布蘸此浸液搽抹头皮，每天数次，若再配以姜汁洗头，效果更好。

④治痔疮。花椒1把，装入小布袋中，扎口，用开水沏于盆中，患者先是用热气熏洗患处，待水温降到不烫，再行坐浴。全过程约20分钟，每

天早晚各 1 次。

⑤治膝盖痛。花椒 50g 压碎，鲜姜 10 片，葱白 6 颗切碎，三种混在一起，装在包布内，将药袋上放一热水袋，热敷 30 分钟。

【小贴士】

小剂量食用花椒可增进食欲，大剂量应用会刺激胃黏膜，引起充血性炎症；过多食用也易消耗肠道水分造成便秘；阴虚火旺、热性疾患者忌食。

花椒以籽小、壳浅紫色的为好；花椒受潮后会生白膜、变味。保管时要放在干燥的地方，注意防潮；炸花椒油时油温不宜过高。

山楂

【别名】梁梅、杭子、鼠查、羊梂、赤爪实、棠梂子、赤枣子、山里红果、酸枣、鼻涕团、柿楂子、山里果子、茅楂、猴楂、映山红果、小叶山楂、山果子、红果子等

【性味】酸、甘，微温。

【归经】归脾、胃、肝经。

【功效与主治】①开胃消食，化滞消积，活血散瘀，化痰行气。用于肉食滞积、癥瘕积聚、腹胀痞满、瘀阻腹痛、痰饮、泄泻。②山楂能防治心血管疾病。具有扩张血管、强心、增加冠脉血流量、改善心脏活力、兴奋中枢神经系统、降低血压和胆固醇、软化血管、利尿和镇静作用；防治动脉硬化、防衰老作用。③活血化瘀。有助于解除局部瘀血状态，对跌仆损伤有辅助疗效。

【应用举例】

①消化不良。焦山楂 10g，研末加适量红糖，开水冲服，每日 3 次。或生山楂 10g，炒麦芽 10g，水煎服，每日 2 次。

②高血压、肝火头痛、暑热口渴。山楂 15g，鲜荷叶 50g，煎水代茶常饮。

③痢疾初起。山楂 30g，红蔗糖、白蔗糖各 15g，水煎冲细茶 5g 饮服。

④脂血症。山楂 10g，杭菊 10g，决明子 15g，稍煎后代茶饮，每日 1 次。

⑤产后腹痛。山楂 30g，香附 15g。浓煎顿服，每日 2 次。

⑥闭经。山楂 60g，鸡内金 10g，红花 10g，红糖 30g，每日 1 剂，

煎服。

【小贴士】

中医学认为，山楂只消不补，脾胃虚弱者不宜多食。健康的人食用山楂也应有所节制，尤其是儿童，正处于牙齿更替时期，长时间贪食山楂或山楂片、山楂糕等，对牙齿生长不利。另外，山楂片、果丹皮含有大量糖分，儿童进食过多会使血糖保持在较高水平，没有饥饿感，影响进食，长期大量食用会导致营养不良、贫血等。糖尿病患者不宜多食山楂制品，可适当食用山楂鲜果。食用后要注意及时漱口刷牙，以防伤害牙齿。

山楂不能空腹食用。山楂含有大量的有机酸、果酸、山楂酸、枸橼酸等，空腹食用，会使胃酸猛增，对胃黏膜造成不良刺激，使胃胀满、反酸，若在空腹时食用会增强饥饿感并加重原有的胃痛。

少吃生山楂。生山楂中所含的鞣酸与胃酸结合容易形成胃石，很难消化掉。如果胃石长时间消化不掉就会引起胃溃疡、胃出血甚至胃穿孔。因此，应尽量少吃生的山楂，尤其是胃肠功能弱的人更应该谨慎。医生建议，最好将山楂煮熟后再吃。

（八）中医保健五大要穴是膻中、三阴交、足三里、涌泉、关元

穴位，即腧穴，是人体脏腑经络之气输注于体表的部位，是针灸治疗疾病的刺激点。腧与“输”通用，有转输、输注的含义；“穴”即孔隙。所以，腧穴的本义即是指人体脏腑经络之气转输或输注于体表的分肉腠理和骨节交会的特定的孔隙。故《灵枢·小针解》曰：“节之交，三百六十五会者，络脉之渗灌诸节者也。”因此，古代文献中对腧穴有“砭灸处”“节”“会”“骨孔”“气穴”“孔穴”等不同称谓，俗称“穴位”。“腧”，从肉旁，作为腧穴的专用字而取代“输”字。腧穴既是“神气之所游行出入”的门户，又通过经脉通道与脏腑之气相通。所以脏腑经络气血功能的病

理变化常可在体表相应的腧穴引起各种反应；反之，在腧穴施行的针灸刺激，也可通过经络通道内达脏腑、直趋病所，发挥其补泻或调整作用而产生治疗效果。

腧穴是人体脏腑经络之气输注的部位，也是邪气所客之处。当脏腑有病或邪气侵犯人体后引起脏腑经络气血功能失调时，均会在相应的腧穴发生病理反应。反之，运用针刺、艾灸等刺激作用于腧穴，通过激发经气，发挥“通其经脉，调其血气，营其逆顺出入之会”和补虚泻实、协调阴阳等作用，从而达到阴阳平衡、脏腑调和、真气畅通、邪去正安的治疗目的，亦可以用于日常养生保健。下面介绍 5 个常用的中医养生保健穴位。

1 膻中穴

【概述】膻中为“气会”，是人体保健要穴，该穴可调节周身的气机。此外，膻中是任脉、足太阴脾经、足少阴肾经、手太阳小肠经、手少阳三焦经的交会穴，也是宗气会聚之处。它有阻挡邪气、宣发正气的功效。现代研究表明，膻中穴位于人体胸腺的部位，可参加机体的细胞免疫活动。而点按该穴后可影响心血管神经的调节中枢，促进全身血液的重新分配，改善冠脉血流量，还可以提高胸部的自主神经功能。西医学也证实，刺激该穴可通过调节神经功能，扩张冠状血管及消化道内腔径，在临床上可用于呼吸系统疾病（如咳嗽、支气管炎、胸膜炎等）、消化系统疾病（如呃逆、呕吐、食道炎等）、心血管系统疾病（如心绞痛、心悸、心肌缺血缺氧等）以及产后缺乳等的治疗。 而我们平时常按膻中穴也有很好的保健作用。心脏不适时，可有呼吸困难、心跳加快、头晕目眩等，此时按膻中，可以提高心脏工作能力，使症状缓解；工作、生活压力大，难免烦躁生闷气，按膻中就可使气机顺畅，烦恼减轻；女性朋友按此穴不仅能防治乳腺炎，还可丰胸美容；产妇灸膻中则可催乳。

【位置】在体前正中线，两乳头连线之中点。

【经属】任脉的主穴，八脉交会的气会，心包的募穴。

【主治】胸部疼痛、腹部疼痛、心悸、呼吸困难、咳嗽、呃逆、咳喘病等。

【操作】

①穴位按摩法：分揉法和推法。揉，用中指端按揉，揉 50 ～ 100 次；

推，用双手拇指指腹自膻中穴向外。

②艾灸：采用温和灸或温灸器灸，每日艾灸 15 ～ 20 分钟。

❷ 三阴交穴

【概述】三阴交穴是由足太阴脾经、足厥阴肝经、足少阴肾经这三条阴经的交集而得名。它是脾经第一要穴，具有健脾和胃、调理肠道、滋养肝肾、调节小便、调理经带、强身保健、益寿延年的功效。三阴交有独特的功效，可以帮助女性维持年轻，推迟更年期，延缓衰老，是女性疾病调理要穴，故有“妇科三阴交”之说。

【位置】在小腿内侧，内踝尖上 3 寸，胫骨后缘靠近骨边凹陷处。

【经属】足太阴脾经，为足三阴经交会处。

【主治】脾胃虚弱，消化不良，腹胀肠鸣，腹泻，月经不调，崩漏，带下，闭经，子宫脱垂，难产，产后血晕，恶露不尽，遗精，阳痿，阴茎中痛，水肿，小便不利，遗尿，膝脚痹痛，脚气，失眠等。

【操作】

①按揉法：用拇指或中指指端按压对侧三阴交，一压一放为 1 次；或先顺时针方向，再逆时针揉三阴交，持续 5 ～ 10 分钟。

②叩击法：一手握拳有节奏地叩击对侧三阴交穴，20 次左右，交替进行。

③摩擦法：手掌擦热后摩擦三阴交穴，20 次左右。

④拔罐法：常法拔罐即可。经常拔三阴交穴，可调补精血。

⑤艾灸法：体质虚寒者，可以用艾条灸三阴交，每次 10 分钟左右，以局部温热为度，每日或隔日 1 次。女性体质虚寒者长期坚持可调经及防治妇科病症，强壮身体。此外临睡前灸还有助眠的作用。

❸ 足三里穴

【概述】足三里是足阳明胃经的合穴，为五输穴之一，为全身最重要的强壮穴。名曰“三里”是指理上、理中、理下，它具有调理脾胃、补中益气、通经活络、疏风化湿、扶正祛邪及强身壮体益寿的作用，是古今最常用的保健穴。常用法采用艾条瘢痕灸、温和灸。

【位置】在小腿外侧，犊鼻（外膝眼）下 3 寸，犊鼻与解溪连线上。取穴时，正坐屈膝位，于外膝眼（犊鼻）直下一夫（3 寸），距离胫骨前嵴一横指处取穴。或用手从膝盖正中往下摸取胫骨粗隆，在胫骨粗隆外下缘直下 1 寸处是穴。

【经属】足阳明胃经合穴。胃之下合穴。

【主治】胃痛，恶心，呕吐，呃逆，噎膈，纳呆，消化不良，腹痛，腹胀，肠鸣，泄泻，痢疾，便秘，肠痈，乳痈，目疾，喉痹，头痛，失眠，眩晕，心悸，怔忡，气喘，虚劳，黄疸，水肿，癫痫，下肢痹痛、瘫痪或麻痹，脚气；以及急慢性胃肠炎，溃疡病，胰腺炎，胆囊炎，阑尾炎，高血压，神经衰弱，小儿单纯性消化不良等，并有强壮作用。

【操作】

①穴位按摩：用大拇指或中指做按压，每次 5 ～ 10 分钟，感觉该处有针刺样的酸胀、发热感。持之以恒，可防病健身，抗衰延年。

②温和灸：艾条距穴位约 3cm，固定不动，每次灸 10 ～ 15 分钟，以灸至局部稍红晕为度，隔日施灸 1 次，每月灸 10 次。或每月初一至初八(农历)连续施灸 8 天；或每月初一灸 1 次，每隔 8 天 1 次。

③瘢痕灸：足三里瘢痕灸是古人常用保健之法，古语云：若要安，三里常不干。这里指“不干”指的就是采用直接灸的方法对足三里进行艾灸。可 3 天 1 次，每次各灸 3 ～ 5 壮，艾炷如麦粒、黄豆或半个枣核大。

❹ 涌泉穴

【概述】涌泉穴，在人体足底穴位，为全身腧穴的最下部，乃是肾经的首穴。《黄帝内经》中说：“肾出于涌泉，涌泉者足心也。”说明肾经之气犹如源泉之水，来源于足下，涌出灌溉周身四肢各处。所以，涌泉穴在人体养生保健、防病治病等各个方面显示出它的重要作用。推搓涌泉穴能防治各种疾病，尤其是中老年人的便秘、腰腿酸软、哮喘等病效果较明显。

【位置】涌泉穴在足底部，卷足时足前部凹陷处，约当足底 2、3 趾趾缝纹头端与足跟连线的前 1/3 与后 2/3 交点上。

【经属】涌泉穴属肾经，为五输穴之井穴，五行属木。

【主治】现代常用于治疗休克、高血压、失眠、癔症、癫痫、小儿惊风、神经性头痛、遗尿、尿潴留等，为急救穴之一。涌泉药物敷贴是临床常用的治疗方法之一。

【操作】

①穴位按摩：用中等力度点按，还可以用拇指从足跟推向足尖，这个方法称之为“推涌泉”，每日睡前反复100次。持之以恒，能达到滋阴降火目的。同时，也可延年益寿。

②艾灸：采用温和灸的方法艾灸涌泉穴，每次用艾条距离穴位2～3cm处施灸，隔日1次，可强腰壮肾。

5 关元穴

【概述】关元属任脉经穴，手太阳小肠的募穴。具有温肾固精、益气回阳、培元固本、理气和血、通调冲任及强壮的作用，为中老年人保健灸常用穴。关，关卡；元，元气。此穴就像人身体的一个阀门，将人体元气关在体内，让它不泄露而得名，是仅次于“足三里”的第二保健要穴。

【位置】关元穴位于腹部，身体前正中线，脐中下3寸。

【经属】属任脉。足三阴、任脉之会。小肠募穴。

【主治】关元穴具有培肾固本、调节回阳的作用，能够治疗遗尿、小便频数、尿闭、泄泻、腹痛、遗精、阳痿、疝气、月经不调、带下、不孕、虚劳羸瘦等。

【操作】

①穴位按摩：左手掌心与右手掌背叠加，掌心对于关元穴，以关元穴为圆心，由小圈到大圈顺时针按揉36圈，再逆时针按揉36圈，可起到健运肠胃、强身保健的作用。

②艾灸：采用艾炷无瘢痕灸或艾条温和灸，隔附子饼灸。每次每穴5壮或15～20分钟，灸至小腹温暖舒适，局部皮肤红晕发热为度。每日或隔日1次，每月灸10次。可延年益寿，保护元阳。

（九）自我穴位按压的基本方法有：点压、按揉、掐按、拿捏、搓擦、叩击、捶打

❶ 点压

【动作】点压法的常用手势是拇指伸直，其余四指伸张，扶持于所压部位之侧旁；或将四指握起，拇指紧贴于食指之桡侧。也可用其他手指点压。多用指端，也可用指腹、指节，如力量不足还可借助工具如笔盖、点穴器、点穴棒等点压。用指端或指尖按压，力稍重；用指腹按压，力稍轻。点压法主要用于全身各处的穴位，按压的时间宜长不宜短，以产生酸胀感为佳。操作时，要先找准穴位，下压的速度宜缓不宜快，下压过程中遇到阻力应稍停留，等阻力释放后再逐渐加力。

点压法操作正确，能到达肌肉中层至深层，使局部有逐渐放松感，如果发现指下组织变得更紧张，很可能是用力过大或速度过快，引起机体的应激保护反应，这时应减轻压力或减缓速度，或改用轻揉、拍法缓解，或先暂时更换其他穴位。

点压法可配合揉法、拨法，主要应用于重点穴位，点压法用力较大，刺激较强，具有活血、止痛、镇静、解痉作用，多用于实证。如点压腹安穴治疗腹痛，于腋前纹端上一寸向内开一寸处取穴，仰卧放松，双拇指同时点压，向内斜（脊柱）方向用力；又如点压趾间穴治疗头痛，于第一、二或四、五趾跖关节间取穴，仰卧或正坐放松，双拇指同时点压或上下点拨。

【应用】适用于全身各部位，尤其适用于全身阳经穴位及阿是穴。主要用于各种痛证。胃脘痛、腹痛，点足三里、上巨虚；头痛，点鱼腰、头维、百会、太阳、风池等；牙痛，点合谷、下关、颊车等；落枕痛，点天宗、拇指根部；腰腿痛，点肾俞、气海俞、大肠俞、关元俞、八髎、环跳、承扶、委中、阳陵泉、承山等。以上各种痛证应用点压法治疗，均具有通经止痛的

作用。

❷ 按揉

按揉，是按法和揉法相结合的一种穴位按摩法。

【动作】

（1）按法：是最早应用于穴位按摩的手法之一，也是穴位按摩的主要手法之一。按法是指用拇指的指端或螺纹面、掌、肘等部位着力于穴位上，逐渐用力下按，用力要由轻到重，使刺激充分到达肌肉组织的深层，患者有酸、麻、重、胀、走窜等感觉，持续数秒钟，渐渐放松，如此反复操作。可分为指按法、掌按法、肘按法等。具有疏松筋脉、开通闭塞、温中散寒、活血止痛、滑利关节等作用。

操作时用力不要过猛，不要滑动，应持续有力。需要加强刺激时，可用双手拇指重叠施术。按法经常和揉法结合使用，称为按揉法。对年老体弱或年龄较小的患者，施力大小要适宜。

①指按法：拇指指端或螺纹面着力按压，多用经穴和阿是穴。此法接触面积小，刺激强弱易控制调节，对全身各部均适用，具有明显的开通闭塞、散寒止痛等作用。

②掌按法：全掌或掌根着力于体表一定部位后用力向下按压，可单手或双手重叠按压。适用于面积大而平坦的部位，治疗腰背部疼痛等病症为主。

③肘按法：屈肘用肘尖按压，多用于腰部、臀部，如环跳穴等。治疗腰肌劳损、坐骨神经痛、腰椎间盘突出症等。

（2）揉法：是推拿常用的手法之一，用手掌或手指吸定于体表施术部位上，做轻柔和缓的上下、左右或环旋动作，称为揉法。

指揉法用拇指或中指螺纹面或并拢的食指、中指、无名指的螺纹面附着于体表施术部位上，稍用力下按，以肘关节为支点，前臂做主动运动，通过腕关节使手指螺纹面在施术部位上做轻柔的、小幅度的上下、左右或环旋揉动，并带动该处的皮下组织一起运动，频率 120 ～ 160 次 / 分钟。用拇指螺纹面揉动的，称为拇指揉法。用中指螺纹面揉动的，称为中指揉法，操作时常常食指搭于中指指背，其余手指屈曲相握。用食指、中指、无名指螺纹面揉动的，称为三指揉法。指揉法常和指按法配合应用，形成指按揉法。

掌揉法用手掌大鱼际或掌根或全掌着力附着于体表施术部位上，稍用力下按，以肘关节为支点，前臂做主动运动，带动腕关节摆动，使手掌大鱼际或掌根或全掌在施术部位上做轻缓柔和的上下、左右或环旋揉动，并带动施术部位的肌肤一起揉动，频率 120 ～ 160 次 / 分钟。用大鱼际着力的，称为大鱼际揉法。用掌根着力的，称为掌根揉法。用全掌着力的，称为全掌揉法。临床上掌揉法常与掌按法配合应用，形成掌按揉法。

【应用】全身各部位均可应用，特别是穴位处。主要用于头痛、头晕、失眠、多梦、牙痛、面瘫、胸闷、胁胀、脘腹胀痛、便秘、泄泻、近视、颈椎病、骨折后康复、各种软组织损伤、小儿斜颈、小儿遗尿。

颈背痛：用拇指按揉法按揉颈椎棘突两侧的肌肉，按揉颈后正中线，反复操作。

落枕：用拇指按揉法按揉患侧颈项部。

肱二头肌短头肌腱损伤：用拇指按揉法按揉肩前部压痛点处。

肱骨外上髁炎：用缓和的拇指按揉法按揉曲池、手三里穴。

腰椎间盘突出症：用掌根按揉法按揉患侧腰部、臀部及下肢。

胁胀：用大鱼际揉法沿肋间隙操作。

脘腹胀痛：用掌揉法揉腹部。

慢性腰痛：用掌揉法揉肾俞、命门、腰阳关穴。

掌揉法也常用于头面部、腹部的保健。

❸ 掐按

【动作】该手法是用拇指或食指指甲，在一定穴位上反复掐按。常与揉法配合使用，如掐揉人中，须先掐后揉。本法有疏通经脉、镇静、安神、开窍的作用。操作时，手握空拳，拇指伸位，指腹紧贴在食指中节桡侧缘，以拇指指甲着力，吸定在需要治疗的穴位或部位上，逐渐用力切掐。操作时，应垂直用力切掐，可持续用力，也可间歇性用力以增强刺激，取穴宜准，掐按法是强刺激手法之一，不宜反复长时间应用，更不能掐破皮肤。掐后常继用揉法，以缓和刺激，减轻局部的疼痛或不适感。掐法可分为拇指掐、中指掐、拇食指相对掐、拇食指平行掐、三指掐、四指掐和五指掐等。

【应用】适用于头面部和手足部的穴位。本法有开窍醒神、回阳救逆、祛风散寒、兴奋神经和温通经络之功效，可主治头晕、昏迷不醒、中风不语、半身不遂、癔症发作等。

4 拿捏

拿捏是将拿法与捏法两种推拿手法相结合的一种穴位按摩法。

【动作】

（1）拿法：用拇指和食、中二指或其余四指相对用力，提捏或揉捏某一部位或穴位，称为拿法。拿法是推拿常用手法之一，在临床上有三指拿（拇指与食、中指相对用力）和五指拿（拇指与其余四指相对用力）之分。操作时要求一定要以诸手指螺纹面相对用力，去捏住治疗部位肌肤并逐渐用力内收，将治疗部位的肌肤提起，做有节律的轻重交替而又连续的提捏或揉捏动作；腕关节要放松，巧妙地运用指力，诸指动作要协调柔和灵活；力量要由轻到重，轻重和谐，不可以指端去扣掐。本法的刺激性较强，特别是在三指拿法之后，常继以揉法，以减缓刺激。

（2）捏法：用拇指和其他手指在施术部位做对称性的挤压称为捏法。捏法操作简单，容易掌握，但要求拇指与余指具有强劲持久的对合力，所以需长期练习。捏法可单手操作，亦可双手同时操作。因拇指与其他手指配合的多寡而有三指捏法、五指捏法等名称。用拇指和食中指指面，或用拇指和其余四指指面夹住肢体或肌肤，相对用力挤压，随即放松，再用力挤压、放松，重复以上挤压、放松动作，并循序移动。操作时，要求拇指与其余手指要以指面着力，施力时双方力量要对称；动作要连贯而有节奏性，用力要均匀而柔和。

【应用】拿捏法适用于颈项部、肩部、四肢部和头部等。拿捏法常用于颈椎病、四肢酸痛、头痛恶寒等，临床应用于比较广泛的颈椎病，可拿捏颈项部、肩井部及患侧上肢，以行气活血、疏经通络，可与颈项按揉法等配合使用。

运动性疲劳，可自四肢近端拿捏向远端，具有松肌舒筋、止痛除酸的作用，常与四肢部捏法、揉法、抖法等配合应用。

头痛恶寒等外感表证，可拿风池、颈项部、肩井及头部，以祛风散寒，多与抹头面、颞部扫散等方法配合使用。

⑤ 搓擦

本法包括搓法和擦法两种按摩手法。

【动作】

（1）搓法：用双手的掌面夹住一定部位，相对用力做快速搓揉，并同时上下往返移动称为搓法。 双手用力对称，搓动要快，移动要慢。本法适用于腰背、胁肋及四肢部，以上肢部为常用，一般作为推拿治疗的结束手法。

（2）擦法：手掌面、大鱼际或小鱼际着力于一定部位上，进行直线来回摩擦称为擦法。着力部分要紧贴皮肤，但不能硬用压力，以免损伤皮肤；擦时应直线往返，用力要稳，动作要均匀连续，一般速度为每分钟100 ～ 120 次。本法刺激柔和、温热，适用于胸腹、腰背、四肢。

【应用】手法适用于四肢部、胁肋部。主要作用于肢体酸痛、关节活动不利及胸胁迸伤等症。四肢部酸痛，关节活动不利，宜用双手搓擦四肢部及患病的关节；背腰部酸痛，宜用单手或双手搓擦于背腰部施治；胸胁迸伤及肝郁气滞之证，可用双手夹搓胸胁部。搓擦治疗以上病症，具有疏松肌筋、调和气血、解痉止痛及疏肝理气等作用。

⑥ 叩击

叩击，是以手击打、拍击特定部位的手法。

【动作】因击打时的接触面大小和所用力量的不同，手法有击、拍、叩、摇、啄和棒击法等区别。其中用力较重的击法主要有拳击法和掌击法。如果用特制的桑枝棒击打，则称棒击法。拳击法用拳背平击一定部位或穴位。掌击法是以掌根部为着力点，击打一定部位。棒击法多用于肩、背、腰、臂及下肢部，治疗肢体麻木、浅表感觉迟钝。拍法是五指并拢，用虚掌平拍一定部位，常用于肩背、腰骶及下肢外侧部。叩法较击法力量轻，可用半屈拳轻轻叩击，两手交替上下如击鼓状；也可两手相合，五指略分开，用小指侧叩击一定部位，有舒松筋脉、消除疲劳的作用，可用于肩背及四肢部。啄法是两手五指微屈分开，成爪形或聚拢成梅花形，交替上下轻击一定部位，击打速度要轻快有节律，如鸡啄米状，故称啄法，可用于头部和背部，有安神醒脑、疏通气血等作用。

【应用】适用于肩背、腰及四肢部。主要用于脊椎病及局部酸痛、倦怠疲劳等病症。对颈椎病，如病变部位较低引起的肩背痛，以叩击法施于腰部，可行气活血、舒筋通脉，常与拿肩井法配合使用；若四肢疲劳酸痛，以叩击法自四肢近端叩向远端，可反复实施，以松肌活血、消除疲劳，常与四肢部拿法、捏法相配合。

❼ 捶打

捶打，是指用手或用按摩棒等器具，有节奏地拍打治疗部位。

【动作】捶打的方式有很多种，包括击打、棒捶、劈法等。如用掌根或拳背部作用于治疗部位，称为“击打”；用按摩棒等进行击打，又称“棒击法”；用空拳有节奏地击打治疗部位，称“捶法”；用手掌尺侧部击打，又称“劈法”；用合拢的五指指端敲击治疗部位，称为“啄法”；用屈曲的食指或中指的近侧指间关节的背面进行叩击，称为“捣法”。

【应用】捶打适用于肩背及四肢部。适用于风湿、骨关节软组织扭挫伤、挤压伤、落枕、慢性腰腿痛、肩周炎、小儿麻痹后遗症、瘫痪、高血压、神经衰弱等疾病。捶打以每分钟 60 ～ 100 次为宜。冠心病患者需慎用肩背部捶击。

（十）刮痧可以活血、舒筋、通络、解郁、散邪

刮痧，是以中医基础理论为指导，运用刮痧器具施术于体表一定部位，形成痧痕，从而强身健体、防治疾病的一种中医传统疗法。刮痧疗法作用部位是体表皮肤，皮肤是机体暴露于外的最表浅部分，直接接触外界，且对外界气候等变化起适应与防卫作用。卫气调和，则“皮肤调柔，腠理致密”（《灵枢・本脏》），常做刮痧可增强卫气，卫气强则护表能力强，外邪不易侵表，机体自可安康。刮痧有活血、舒筋、通络、解郁、散邪等作用。

❶ 刮痧常用工具

（1）刮痧板

【牛角类】

牛角类刮痧板临床上尤以使用水牛角为多。水牛角味辛、咸、寒，辛可发散行气、活血消肿；咸能软坚润下；寒能清热解毒、凉血定惊。并且牛角类刮痧板质地坚韧、光滑耐用、原料丰富、加工简便。应用时，忌在热水长时间浸泡、火烤或电烤。刮痧后需立即把刮板擦干，涂上橄榄油，并存放于刮板套内。

【玉石类】

玉石具有润肤生肌、清热解毒、镇静安神、辟邪散浊等作用。其质地温润光滑，便于持握，因其触感舒适，适宜面部刮痧。用完后要注意清洁。避免碰撞。避免与化学试剂接触。

【砭石类】

砭石采用的材质是泗滨浮石，这种石材含有多种微量元素，红外辐射频带极宽，可以疏通经络、清热排毒、软坚散结，并能使人体局部皮肤增温，用于刮痧的砭石刮痧板边厚小于 3mm；因砭石可能含有有害物质，购买时需认真辨别真伪，购买经国家权威部门检测不含有害物质的砭石。

刮痧工具的材质不固定，形式多样，许多日常用具均可以作为刮痧工具使用，如铜钱、银圆、瓷汤勺、嫩竹板、棉纱线、蚌壳等，现在还有了树脂、硅胶等现代材料所制成的刮痧工具。

（2）刮痧油

【液体类】

主要有凉开水、植物油（如芝麻油、茶籽油、豆油、花生油、橄榄油）、各种跌打类或治疗风湿关节痛的药油等，不仅可防止刮痧板划伤皮肤，还可起到滋润皮肤、开泄毛孔、活血行气的作用。另外，还可以选用具有清热解毒、活血化瘀、通络止痛等作用的中草药，煎成药液，根据病情选用。刮痧油宜避火使用和保存。皮肤过敏者禁用，外伤、溃疡、瘢痕、恶性肿瘤局部禁用。

【乳膏类】

选用质地细腻的膏状物质，如凡士林、润肤霜、蛇油、扶他林乳膏等。

亦可将具有活血化瘀、通络止痛、芳香开窍等作用的中药提取物制备成乳膏剂使用。保存应注意避光，阴凉干燥处保存。宜根据病情需要选择适当的刮痧介质，如扶他林乳膏有镇痛、抗炎作用，用于风湿性关节疾病疗效较好。

❷ 操作手法

有平刮、竖刮、斜刮及角刮。

（1）平刮：用刮板的平边，在刮拭部位上按一定方向进行大面积的平行刮拭。

（2）竖刮：用刮板的平边，在刮拭部位上按竖直上下进行大面积的平行刮拭。

（3）斜刮：用刮板的平边，在刮拭部位上进行斜向刮拭。本法主要适用某些不能进行平、竖刮的部位。

（4）角刮：用刮板的棱角或边角，在刮拭部位上进行较小面积或沟、窝、凹陷地方的刮拭。

❸ 补泻手法

刮痧疗法分为补法、泻法和平补平泻法。补和泻是相互对立、作用相反又相互联系的两种手法，其与刮拭力量的轻重、速度的快慢、时间的长短、刮拭的长短、刮拭的方向等诸多因素有关。

（1）补法

①刺激时间短、作用浅，对皮肤、肌肉、细胞有兴奋作用。

②作用时间较长的轻刺激，能活跃器官的生理机能。

③刮拭速度较慢。

④选择痧痕点数少。

⑤刮拭顺经脉循行方向。

⑥刮拭后加温灸。

（2）泻法

①刺激时间长、作用深，对皮肤、肌肉、细胞有抑制作用。

②作用时间较短的重刺激，能抑制器官的生理机能。

③刮拭速度较快。

④选择痧痕点数多。

⑤刮拭逆经脉循行方向。

⑥刮拭后加拔罐。

（3）平补平泻法

介于补法和泻法之间。

①刮拭按压力大，速度慢。

②刮拭按压力小，速度快。

③刮拭按压力及速度适中。

4 操作流程

（1）常用部位

①头部：眉心、太阳穴。

②颈部：喉头两侧、颈部左右侧面和颈后两侧。

③背部：两肩部，脊中线，脊椎旁两侧和肩胛内缘向下、向外处。

④胸部：胸中线和胸骨两旁。

⑤四肢：肘和下肢的屈侧面。

（2）具体步骤

①备齐用物，根据刮痧的部位，取适当体位。受术者松开衣着。充分暴露刮治部位，保暖。

②核对、确定刮治部位（通常在颈部及背脊椎两侧），选用边缘光滑而无缺损的刮具，以免划破皮肤。

③术者右手持刮痧板蘸刮痧介质（植物油、水等），在所选定的部位从上至下、由内向外，朝单一方向抓刮（不能来回地刮）。用力的轻重，以受术者能忍受为度。

④刮痧数次后，当皮肤干涩时，需蘸刮痧油或温水再刮，直至皮下呈现红色痧斑为度，一般每一部位刮 20 次左右。

⑤如刮背部，应向背椎左右两侧沿肋间呈弧线状对称地刮，每次刮 8 ～ 10 条，每条长 6 ～ 15cm。

⑥刮痧过程中应观察受术者面色、局部皮肤颜色等变化。

⑦刮痧完毕，休息 20 ～ 30 分钟。

（3）出痧

出痧，是指刮痧后皮肤表面会出现红、紫、黑斑或黑疱的现象，也叫

"起痧"，亦即指"痧痕"或"痧象"。通过刮蹭，使皮肤下毛细血管破裂，瘀血渗透到皮肤中，造成瘀青，皮肤的这些变化可持续 1 天至数天。

①身体健康者，经过系统的保健刮痧，一般不会出现痧，仅表现为皮肤潮红、局部发热、身体轻松。

②通过出痧部位判断健康状况。凡经络循环线路和穴位区域容易出现痧，提示相应经络所联系的内脏功能病变。比如在背部膀胱经均匀刮拭，心俞穴区出现痧斑或紫痧，则说明心脏功能有异常变化，应提早保健。

③痧象可判断康复程度。若出散痧，颜色浅淡，说明病情较轻，容易康复；若出痧较多而且点大成块，紫色血疱等，说明病情较重，多次保健才能康复。

④痧症与出痧不同。痧症是指多发于夏秋之间，因感受风寒暑湿燥火六淫之邪气或疫疠秽浊毒气所出现的一些病症，如头痛、发热、咳嗽、烦闷、眩晕胸闷、脘腹痞满、恶心呕吐、手足、头面、身体肿痛、指甲青黑等，称之为痧症、痧气或痧胀。

⑤刮痧过程中，局部出现痧迹后改为轻刮法刮，使痧慢慢透发出来，以减轻疼痛，称透痧。另外一些神经肌肉瘫痪之人，刮痧后不易出痧，不可硬刮、重刮，强求出痧，宜多刮几次，痧象自然浮现，说明病情好转，这亦称透痧。

⑥若刮下肢部位出现血疱或血管浮起成串，说明静脉循环功能较差，应立即采用轻刮法逆向刮拭，并保护好皮肤，促进血液回流。

刮痧过程中的一些细节也影响着刮痧的效果。因刮痧疗法必须暴露皮肤，且刮痧时皮肤毛孔开泄，所以操作时一定要注意保暖、避风，否则遇风寒之邪，邪气可从开泄的毛孔直接入里，不仅影响刮痧疗效，更易引发新的疾病。

刮痧时并不是出痧越多越好，因为出痧的多少要受到诸多因素的影响。一般情况下，瘀血证出痧多，实证、热证出痧多，而虚证、寒证则出痧少；服药过多者，特别是服用激素类药物的人不易出痧；肥胖者与肌肉丰满的人也不易出痧；室温较低时出痧也不明显。因此，如果一味追求出痧而使用重手法或延长刮痧时间，最终只会伤害身体。

刮痧后应休息片刻并喝一杯温水，因刮痧使毛孔开泄，消耗体内部分津液，损耗体力。为避免风寒之邪侵袭，刮痧后也不宜立刻洗澡，须待皮肤毛孔闭合恢复原状后方可，一般在刮痧后3小时左右为宜。至于刮痧的频率，应以皮肤能承受为准，不宜太过频繁，且前一次刮痧部位的痧斑未退之前，不宜在原处再次刮痧。

5 常见不良症状及其预防与救治措施

（1）晕刮的症状

常见不良症状为：头晕、面色苍白、心慌、出冷汗、四肢发冷、恶心欲吐或神昏仆倒等。

（2）预防措施

空腹、过度疲劳患者忌刮；低血压、低血糖、过度虚弱和神经紧张特别怕痛的患者轻刮。

（3）急救措施

迅速让患者平卧；饮用1杯温糖开水；迅速用刮板重刮患者百会穴、人中穴、内关穴、足三里穴、涌泉穴。

6 刮痧适应证

内科病症：感受外邪引起的感冒发热、头痛、咳嗽、呕吐、腹泻以及高温中暑等；急慢性支气管炎、肺部感染、哮喘、心脑血管疾病、中风后遗症、泌尿系感染、急慢性胃炎、肠炎、便秘、腹泻、高血压、糖尿病、胆囊炎；各种神经痛、脏腑痉挛性疼痛等，如神经性头痛、血管性头痛、三叉神经痛、胃肠痉挛；失眠、多梦、神经官能症等。

外科病症：以疼痛为主要症状的各种外科病症，如急性扭伤，感受风寒湿邪导致的软组织疼痛，骨关节疾病，坐骨神经痛，肩周炎，落枕，慢性腰痛，颈椎、腰椎、膝关节骨质增生等。

儿科病症：营养不良、食欲不振、生长发育迟缓、小儿感冒发热、腹泻、遗尿等。

五官科病症：牙痛、鼻炎、鼻窦炎、咽喉肿痛、视力减退、弱视、青少年假性近视、急性结膜炎等。

妇科病症：痛经、闭经、月经不调、乳腺增生、产后病等。

❼ 刮痧的禁忌人群

（1）皮肤溃疡等皮肤病

因为刮痧要刮皮肤表层，若有溃疡，容易破裂感染，加重病情。

（2）血友病或白血病

由于刮痧会使局部充血，血小板少者应慎刮。

（3）需要刮痧的部位有外伤

外伤，比如手臂挫伤、背部破皮或腿部骨折等。

（4）孕妇

孕妇特别是腹部、腰骶部等部位不能刮痧，否则容易引起流产。

（5）心力衰竭、肾功能衰竭、肝硬化腹水或全身重度浮肿等

患严重疾病时，刮痧易对身体造成更大的伤害。

（6）下肢静脉曲张

下肢静脉曲张最好不刮痧，若要刮痧也应谨慎，刮拭方向应从下向上，手法尽量放轻。

（十一）拔罐可以散寒湿、除瘀滞、止肿痛、祛毒热

拔罐疗法指应用各种方法排除罐筒内空气以形成负压，使其吸附体表以治疗疾病的方法。又称吸筒疗法、拔筒法。古代有以兽角制成的，称角法。通过吸拔，可引致局部组织充血或瘀血，促使经络通畅、气血旺盛，具有活血行气、止痛消肿、散寒、除湿、散结拔毒、退热等作用。适用于感冒咳嗽、肺炎、哮喘、头痛、胸胁痛、风湿痹痛、腰腿痛、扭伤、胃痛、疮疖肿痛、毒蛇咬伤（排除毒液）等病症。使用时应注意选用罐口光滑、大小适宜，拔罐时间不宜过长。常用拔罐方法有闪罐法、投火法、抽气法、水罐法、留罐法、走罐法、刺络拔罐法等。

1 拔罐的治疗机理

（1）机械刺激作用

拔罐疗法通过排气造成罐内负压，罐缘得以紧紧附着于皮肤表面，牵拉了神经、肌肉、血管以及皮下的腺体，可引起一系列神经内分泌反应，调节血管舒缩功能和血管的通透性，从而改善局部血液循环。

（2）负压效应

拔罐的负压作用使局部迅速充血、淤血，小毛细血管甚至破裂，红细胞破坏，发生溶血现象。红细胞中血红蛋白的释放对机体是一种良性刺激，它可通过神经系统对组织器官的功能进行双向调节，同时促进白细胞的吞噬作用，提高皮肤对外界变化的敏感性及耐受力，从而增强机体的免疫力。其次，负压的强大吸拔力可使汗毛孔充分张开，汗腺和皮脂腺的功能受到刺激而加强，皮肤表层衰老细胞脱落，从而使体内的毒素、代谢物得以加速排出。

（3）温热作用

拔罐局部的温热作用不仅使血管扩张、血流量增加，而且可增强血管壁的通透性和细胞的吞噬能力。拔罐处血管紧张度及黏膜渗透性改变，淋巴循环加速，吞噬作用加强，对感染性病灶无疑形成了一个抗生物性病因的良好环境。另外，溶血现象的慢性刺激对人体起到了保健功能。

2 常用器具

（1）玻璃火罐：是用耐热硬质玻璃烧制的。形似笸斗，肚大口小，罐口边缘略突向外，分多种号型，清晰透明，便于观察，罐口光滑吸拔力好，因此，玻璃火罐已被人们广泛地使用起来了。

（2）陶瓷火罐：使用陶土，制成口圆肚大，再涂上黑釉或黄釉，经窑里烧制的叫陶瓷火罐。有大、中、小和特小的几种，陶瓷罐里外光滑，吸拔力大，经济实用，北方农村多喜用之。

（3）竹筒火罐：取坚实成熟的竹筒，一头开口，一头留节作底，罐口直径 4 ～ 5cm，长 8 ～ 10cm。口径大的，用于面积较大的腰背及臀部。口径小的，用于四肢关节部位。至于日久不常用的竹火罐，过于干燥，容易透进空气。临用前，可用温水浸泡几分钟，使竹罐紧密不漏空气然后再用。

（4）抽气罐：多由有机玻璃或透明工程塑料制成，形如吊钟，上置活塞便于抽气。其优点是不用点火，不会烫伤，使用安全，可随意调节罐内负压，控制吸力，便于观察等。

❸ 拔罐种类

（1）火罐法

利用燃烧时的火焰的热力，排去空气，使罐内形成负压，将罐吸着在皮肤上。

①投火法：将薄纸卷成纸卷，或裁成薄纸条，燃着到1/3时，投入罐里，将火罐迅速扣在选定的部位上。投火时，不论使用纸卷和纸条，都必须高出罐口1cm，等到燃烧1cm左右后，纸卷和纸条都能斜立罐里一边，火焰不会烧着皮肤。初学投火法，还可在被拔地方放一层湿纸，或涂点水，让其吸收热力，可以保护皮肤。

②闪火法：用7～8号粗铁丝，一头缠绕石棉绳或线带，做好酒精棒。使用前，将酒精棒稍蘸95%酒精，用酒精灯或蜡烛燃着，将带有火焰的酒精棒一头往罐底一闪，迅速撤出，马上将火罐扣在应拔的部位上，此时罐内已成负压即可吸住。闪火法的优点是：当闪动酒精棒时火焰已离开火罐，罐内无火，可避免烫伤，优于投火法。

③滴酒法：向罐子内壁中部，滴一二滴酒精，将罐子转动一周，使酒精均匀地附着于罐子的内壁上（不要沾罐口），然后用火柴将酒精燃着，将罐口朝下，迅速将罐子扣在选定的部位上。

④贴棉法：用约0.5cm见方的脱脂棉一小块，薄蘸酒精，紧贴在罐壁中段，用火柴燃着，马上将罐子扣在选定的部位上。

⑤架火法：准备一个不易燃烧及传热的块状物，直径2～3cm，放在应拔的部位上，上置小块酒精棉球，将棉球燃着，马上将罐子扣上，立刻吸住，可产生较强的吸力。

（2）水罐法

一般应用竹罐。先将罐子放在锅内加水煮沸，使用时将罐子倾倒用镊子夹出，甩去水液，或用折叠的毛巾紧扪罐口，乘热按在皮肤上，即能吸住。

（3）药罐

①煮药罐：将配制成的药物装入布袋内，扎紧袋口，放入清水煮至适当浓度，再把竹罐投入药汁内煮 15 分钟，使用时，按水罐法吸拔在需要的部位上，多用于风湿痛等病。常用药物处方：麻黄、蕲艾、羌活、独活、防风、秦艽、木瓜、川椒、生乌头、曼陀罗花、刘寄奴、乳香、没药各 6g。

②贮药罐：在抽气罐内事先盛贮一定的药液（罐子的 2/3 ～ 1/2）。常用的为辣椒水、两面针酊、生姜汁、风湿酒等。然后按抽气罐操作法，抽去空气，使吸在皮肤上。也有在玻璃罐内盛贮 1/3 ～ 1/2 的药液，然后用火罐法吸拔在皮肤上。常用于风湿痛、哮喘、咳嗽、感冒、溃疡病、慢性胃炎、消化不良、牛皮癣等。

4 常规拔火罐疗法的操作步骤

（1）准备材料

玻璃火罐若干，根据部位，选择号型，镊子一把，95%酒精一小瓶（大口的），棉花球一瓶，火柴一盒，新毛巾一条，香皂一块，脸盆一个。

（2）术前检查

检查病情，明确诊断，是否合乎适应证。检查拔罐的部位和受术者体位，是否合适。检查罐口是否光滑和有无残角破口。

（3）操作方法

先用干净毛巾，蘸热水将拔罐部位擦洗干净，然后用镊子镊紧棉球稍蘸酒精，火柴燃着，用闪火法，往玻璃火罐里一闪，迅速将罐子扣住在皮肤上。

（4）留罐时间

过去留罐时间较长，有从 10 分钟留到 30 分钟以上的，这种长时间留罐，容易使局部黑紫一片，淤血严重，增加吸收困难，因此，现在留罐时间一般较前缩短了，根据身体强弱的浅层毛细血管渗出血液情况，可以考虑从 3 ～ 6 分钟比较合适。实践证明，短时间留罐比长时间留罐好处多。防止吸附过度，造成水疱伤引起感染，不留斑痕，时间虽短，疗效较高。

（5）起罐

左手轻按罐子，向左倾斜，右手食、中二指按准倾斜对方罐口的肌肉处，轻轻下按，使罐口漏出空隙，透入空气，吸力消失，罐子自然脱落。

（6）火力大小

酒精多，火力大则吸拔力大；酒精少，火力小则吸拔力小。罐子扣得快则吸力大；扣得慢则吸力小。

（7）间隔时间

可根据病情决定。一般讲来，慢性病或病情缓和的，可隔日 1 次。病情急的可每日 1 次，例如高热、急性类风湿或急性胃肠炎等病，每日一二次，甚至 3 次，皆不为过，但留罐时间却不可过长。

（8）疗程

一般以 12 次为一疗程，如病情需要，可再继续 1 ～ 3 个疗程。

（9）部位

肩端、胸、背、腰、臀、肋窝及颈椎、足踝、腓肠肌等肌肉丰厚、血管较少的部位，皆可拔罐。另外，还可根据病情、疼痛范围，可拔 1 ～ 2 个或 4 ～ 6 个，甚至 10 个玻璃火罐。

5 注意事项

（1）体位须适当，局部皮肉如有皱纹、松弛、疤痕凹凸不平及体位移动等，火罐易脱落。

（2）根据不同部位，选用大小合适的罐。应用投火法拔罐时，火焰须旺，动作要快，使罐口向上倾斜，避免火源掉下烫伤皮肤。应用闪火法时，棉花棒蘸酒精不要太多，以防酒精滴下烧伤皮肤。用贴棉法时，须防止燃着棉花脱下。用架火法时，扣罩要准确，不要把燃着的火架撞翻。用煮水罐时，应甩去罐中的热水，以免烫伤病人的皮肤。

（3）在应用针罐时，须防止肌肉收缩，发生弯针，并避免将针撞压入深处，造成损伤。胸部腧穴均宜慎用。

（4）在应用刺血拔罐时，针刺皮肤出血的面积要等于或略大于火罐口径。出血量须适当，每次总量成人以不超过 10mL 为宜。

（5）在使用多罐时，火罐排列的距离一般不宜太近，否则因皮肤被火罐牵拉会产生疼痛，同时，因罐子互相排挤，也不宜拔牢。

（6）在应用走罐时，不能在骨突出处推拉，以免损伤皮肤或火罐漏气脱落。

（7）起罐时手法要轻缓，以一手抵住罐边皮肤，按压一下，使气漏入，罐子即能脱下，不可硬拉或旋动。

（8）拔罐后针孔如有出血，可用干棉球拭去。一般局部呈现红晕或发绀色（瘀血）为正常现象，会自行消退。如局部瘀血严重者，不宜在原部位再拔。如留罐时间过长，皮肤会起水疱，小的不需处理，防止擦破引起感染；大的可以用针刺破，流出疱内液体，涂以甲紫药水，覆盖消毒敷料，防止感染。

❻ 应用举例

（1）呼吸系统适应证： 急性支气管炎及慢性支气管炎、哮喘、肺水肿、肺炎、胸膜炎。选穴：大杼、风门、肺俞、膺窗。

（2）消化系统适应证： 急性胃炎及慢性胃炎、胃神经痛、消化不良症、胃酸过多症。选穴：肝俞、脾俞、胃俞、膈俞、章门；急性及慢性肠炎，选穴：脾俞、胃俞、大肠俞、天枢。

（3）循环系统适应证： 高血压选穴：肝俞、胆俞、脾俞、肾俞、委中、承山、足三里，重点多取背部及下肢部；心脏供血不足选穴：心俞、膈俞、膏肓俞、章门。

（4）运动系统适应证： 颈椎关节痛、肩关节及肩胛痛、肘关节痛选穴：压痛点及其关节周围拔罐；背痛、腰椎痛、骶椎痛，髋痛选穴：根据疼痛部位及其关节周围拔罐；膝痛、踝部痛、足跟痛选穴：在疼痛部位及其关节周围，用小型玻璃火罐，进行拔罐。

（5）神经系统适应证： 神经性头痛、枕神经痛选穴：大椎、大杼、天柱（加面垫）、至阳；肋间神经痛选穴：章门、期门及肋间痛区；坐骨神经痛选穴：秩边、环跳、委中；因风湿劳损引起的四肢神经麻痹症选穴：大椎、膏肓俞、肾俞、风市及其麻痹部位；颈肌痉挛选穴：肩井、大椎、肩中俞、身柱；腓肠肌痉挛选穴：委中、承山及患侧腓肠肌部位；面神经痉挛选穴：下关、印堂、颊车，用小型罐，只能留罐 6 秒钟，起罐，再连续拔 10 ～ 20 次；膈肌痉挛选穴：膈俞、京门。

（6）妇科方面的适应证： 痛经选穴：关元、血海、阿是穴；闭经选穴：关元、肾俞；月经过多选穴：关元、子宫；白带异常选穴：关元、子宫、三阴交；盆腔炎选穴：秩边、腰俞、关元俞。

（7）外科疮疡方面的适应证： 疖肿选穴：身柱及疖肿部位，小型罐加面垫拔；多发性毛囊炎选穴：至阳、局部，小型罐加面垫拔；下肢溃疡选穴：局部，小型罐加面垫拔。

（十二）艾灸可以行气活血、温通经络

艾灸，是灸法中最常见的一种。它指以艾绒为材料，点燃后直接或间接熏灼体表穴位的一种治疗方法。也可在艾绒中掺入少量辛温香燥的药末，以加强治疗作用。该法有温经通络、升阳举陷、行气活血、祛寒逐湿、消肿散结、回阳救逆等作用，并可用于保健。对慢性虚弱性病症和风、寒、湿邪为患的疾病尤为适宜。因其制成的形式及运用方法的不同，又可分为艾条灸、艾炷灸、灸器灸等数种。

艾灸作为一种保健疗法，流传已久。《扁鹊心书》中即指出："人于无病时，常灸关元、气海、命门、中脘，虽未得长生，亦可得百余岁矣。"说明古代养生家在运用灸法进行养生方面，已有丰富的实践经验。时至今日，保健灸仍是广大群众所喜爱的行之有效的养生方法。

艾灸所采用的主要原料是艾草，艾为辛温、阳热之药，其味苦、微温、无毒，主灸百病。艾草是多年生菊科草本植物，灸用以陈旧者为佳。点燃后，热持久而深入，温热感直透肌肉深层，一经停止施灸，便无遗留感觉，这是其他物质所不及的。因而，艾是灸法理想的原料。

1 艾灸的保健作用

（1）温通经脉，行气活血

《素问·刺节真邪论》说："脉中之血，凝而留止，弗之火调，弗能取之。"气血运行具有得温则行、遇寒则凝的特点。灸法其性温热，可以温通经络，促进气血运行。

（2）培补元气，预防疾病

《扁鹊心书》指出："夫人之真元，乃一身之主宰，真气壮则人强，真气

虚则人病，真气脱则人死，保命之法，艾灸第一。”艾为辛温阳热之药，以火助之，两阳相得，可补阳壮阳，真元充足则人体健壮，“正气存内，邪不可干”，故艾灸有培补元气、预防疾病之作用。

（3）健脾益胃，培补后天

灸法对脾胃有着明显的强壮作用，《针灸资生经》指出：“凡饮食不思，心腹膨胀，面色萎黄，世谓之脾胃病者，宜灸中脘。”在中脘穴施灸，可以温运脾阳、补中益气，常灸足三里，不但能使消化系统功能旺盛，增加人体对营养物质的吸收，濡养全身，亦可收到防病治病、抗衰防老的效果。

（4）升举阳气，密固肤表

《素问·经脉》云：“陷下则灸之。”气虚下陷，则皮毛不任风寒，清阳不得上举，因而卫阳不固，腠理疏松。常施灸法，可以升举阳气，密固肌表，抵御外邪，调和营卫，起到健身、防病治病的作用。

❷ 艾灸方法

艾灸从形式上可分为艾条灸、艾炷灸、温针灸三种，从方法上又可分为直接灸、间接灸和悬灸三种。保健灸则多以艾条灸为常见，而直接灸、间接灸和悬灸亦可采用。

（1）艾条灸

艾条灸是取纯净细软的艾绒 24g，平铺在 26cm 长、20cm 宽的细草纸上，将其卷成直径 1.5cm 圆柱形的艾卷，要求卷紧，外裹以质地柔软疏松而又坚韧的桑皮纸，用胶水或糨糊封口而成。也有在艾绒中渗入肉桂、干姜、丁香、独活、细辛、白芷、雄黄各等分的细末 6g，则成为药条。施灸的种类如下：

①温和灸：施灸时将艾条的一端点燃，对准应灸腧穴或患处，距皮肤 1.5 ～ 3cm，进行熏烤。熏烤使患者局部有温热感而无灼痛为宜，一般每处灸 5 ～ 7 分钟，至皮肤红晕为度。对于昏厥、局部知觉迟钝的患者，医者可将中、食二指分开，置于施灸部位的两侧，这样可以通过医者手指的感觉来测知患者局部的受热程度，以便随时调节施灸的距离和防止烫伤。

②雀啄灸：施灸时，将艾条点燃的一端与施灸部位的皮肤并不固定在一定距离，而是像鸟雀啄食一样，一上一下活动地施灸。另外，也可均匀地上下或向左右方向移动或做反复旋转施灸。

③回旋灸：距皮肤 1.5 ～ 3cm，艾条在皮肤上做顺时针或逆时针转动。

根据体质情况及所需的养生要求选好穴位，将点燃的艾条对准穴位，使局部感到有温和的热力，以感觉温热舒适，并能耐受为度。

（2）艾炷灸

艾炷灸是用艾绒捏成的圆锥体，点燃施灸的方法。艾炷又称“艾团”“艾丸”“艾圆”等名称。一般艾炷可分为大、中、小三种类型。大者如蚕豆大小，中者为黄豆大小，小者为麦粒大小，皆为上尖下大的圆锥体，常用的中艾炷底的直径为 0.8cm，艾炷高为 1cm，艾炷的重量约为 0.1g，可燃烧 3 ～ 5 分钟。艾炷灸的操作方法，分直接灸和间接灸两类。

①直接灸：又称明灸、着肤灸。是把艾炷直接放在皮肤上而施灸的一种方法。古代称为“着肉灸”，如《备急千金要方》记载：“炷令平正着肉，火势乃至病所也。”施灸时如放大艾炷，可在皮肤上点酒精，以防其倾倒；如用小艾炷防其安置不稳时，可在皮肤上涂一点蒜汁。直接灸因其对皮肤刺激程度的不同，又分为瘢痕灸和无瘢痕灸两种。瘢痕灸，又称化脓灸，是将艾炷直接置于穴位上点燃施灸，灼伤皮肤后，使之起疱、化脓，最后留有瘢痕。施灸时，每炷必须燃尽，除去灰烬，易炷再灸，直至灸满规定壮数。可在灸前先以甘油或葱、蒜汁涂抹灸处；亦可在灸后用灸疮膏药（淡膏药）封贴，每日换药一次，连用 4 ～ 7 天。瘢痕灸多用于哮喘、肺结核、瘰疬和慢性肠胃病及预防保健。由于本法对于皮肤有一定损伤，故最好由专业医生操作。无瘢痕灸，又称非化脓灸，临床上以达病人稍感灼痛时，施灸后皮肤不致起疱或起疱后不致诱发成灸疮，灸后不遗留瘢痕，称为无瘢痕灸。非化脓灸是日常养生保健的常用方法，下面加以简单介绍：

【灸前准备】灸前应准备的物品都要准备齐全，如小艾炷、凡士林油、镊子、火柴、线香、灰盒等。

【操作过程】

第一步　点穴。按病症不同，采用适当的体位后，定好穴位，用指甲掐个“十”字印，或用笔画一个圆圈作为标记。取穴的体位和施灸的体位必须一致。即卧位点穴卧位灸，坐位点穴坐位灸。

第二步　涂凡士林油固定艾炷。在拟定施灸的穴位皮肤上涂敷少许凡士林油，立即将艾炷的底面放在涂好凡士林油的穴位上，借此固定艾炷，再点燃施灸，每灸一壮涂敷凡士林油 1 次。以凡士林油固定，既能固定艾炷，又不使皮肤发疱。

第三步　燃艾炷。小艾炷用凡士林油粘着皮肤后，用线香暗火点燃艾炷的上端施灸，当病人感到温烫时，即用镊子把未燃尽的艾炷拿掉，防止发疱或烧伤皮肤。对昏迷、小儿及感觉麻痹患者尤应小心，及时更换艾炷。一般当艾炷燃烧 1/3 ～ 1/2 时就需要更换。

换艾炷：在同一个穴位上施灸两炷以上时，当一艾炷燃烧感到温烫时，就更换艾炷。其操作方法是将第一壮未燃尽艾炷用镊子拿掉，放在灰盒里，将灰擦拭干净，取第二个艾炷放在涂好凡士林油的穴位上点燃施灸。以后重依上法，换用第三壮，如此灸完规定壮数。

【施灸壮数】根据病情和体质，多灸 3 ～ 7 壮。

【灸后保护方法】无瘢痕灸施灸后，局部皮肤红晕或潮红，施灸后应该用干棉球或干毛巾轻轻按揉局部，使之开张的毛孔闭合，防止复感外邪。

②间接灸：间接灸又称隔物灸、间隔灸，是利用其他物品将艾炷与皮肤隔开施灸的一种方法。这样可以避免灸伤皮肤而致化脓，且火力温和，患者易于接受，临床上应用广泛。

古代的间接灸法种类繁多，广泛应用于内、外、妇、儿、五官等各科疾病。间隔物品以植物为主，也有动物、矿物。施灸时既发挥艾灸的作用，又发挥药物的功能，二者相得益彰，疗效显著。间接灸根据其所隔物品的不同分为多种灸法，兹把常见灸法分述如下：

隔姜灸：是用姜片作隔垫物而施灸的一种灸法。生姜，辛温无毒，升发宣散，调和营卫，祛寒发表，通经活络。将新鲜姜和艾炷结合起来施灸，既能避免直接灸掌握不好容易起疱、遗留瘢痕的缺点，又能和生姜发挥协同作用，应用颇广。杨继洲《针灸大成》载灸聚泉穴治咳嗽云："灸法用生姜，切片如钱厚，搭于舌上穴中，然后灸之。"张景岳《类经图翼》云："单用生姜切薄片，放置痛处，用艾炷置于姜上灸三壮，黄水即出，自消散矣。"吴师机《理瀹骈文》云："头痛有用酱姜贴太阳烧艾一炷法。"李学川《针灸逢源》等书籍中亦有载述。由于取材方便，操作简单，目前在临床上已成为最常用的隔物灸法之一。

【操作】将鲜生姜切成厚约 0.3cm 片，太厚热力不易穿透，太薄容易灼伤皮肤。用三棱针在中心处穿刺数孔，置施灸部位上，将中或大壮艾炷于其上，点燃施灸。有些病人因鲜姜刺激，刚灸即感觉灼痛，这时候可将姜片略提起，待灼痛感消失重新放下再灸。若施灸一段时间后，病人诉灼热难耐，可再将姜片向上提起，或更换艾炷再灸，以灸至肌肤内感觉温热，局部皮肤潮红湿润为度。医者应常掀起姜片查看，以防因患者感觉迟钝造成起疱。一般每次施灸 5 ～ 9 壮。可一姜一炷，也可一姜多炷。

【注意事项】

· 隔姜灸用的姜应选用新鲜的老姜，宜现切现用，不可用干姜或嫩姜。

· 姜片的厚薄，宜根据部位和病证而定。一般而言，面部等较为敏感的部位，姜片可厚些；而急性或疼痛性病证，姜片可切得薄一些。

· 在施灸过程中若不慎灼伤皮肤，致皮肤起透明发亮的水疱，须注意防止感染。

【适应证】

此灸法简便易行，临床常用。适用于一切虚寒病症，如呕吐、泄利、腹痛、遗精、风寒湿痹、面瘫、麻木酸痛、肢体痿软无力等，尤其对面神经瘫痪非常适宜，配合针法使用，疗效更佳。

隔蒜灸：是指用蒜作隔垫物而施灸的一种灸法。本法首载于晋《肘后备急方》，而“隔蒜灸”一名则最早见于宋·陈自明的《外科精要》。古人主要用于治疗痈疽，宋代医家陈言在所撰《三因极一病证方论》记载，治疗痈疽，初觉“肿痛，先以湿纸复其上，其纸先干处即是结痈头也……大蒜切成片，安其送上，用大艾炷灸其三壮，即换一蒜，痛者灸至不痛，不痛者灸至痛时方住。”该书还提到隔蒜泥饼灸，即“若十数作一处者，即用大蒜研成膏作薄饼铺头上，聚艾于饼上灸之”。在《类经图翼》中又进一步发挥：“设或疮头开大，则以紫皮大蒜十余头，淡豆豉半合，乳香二钱，同捣成膏，照毒大小拍成薄饼，置毒上铺艾灸之。”发展成隔蒜药饼灸法。现代在灸治方法上基本沿袭古代，有医者将其发展为铺灸，在治疗范围上则有所扩大，如用以治疗肺结核及疣等皮肤病证。

【操作方法】

· 隔蒜片灸：取新鲜独头大蒜，切成厚 0.1 ～ 0.3cm 的蒜片，用针在蒜片中间刺数孔，并置于穴区，上放艾炷施灸，每灸三四壮后换去蒜片，继续灸治。

· 隔蒜泥灸：以新鲜大蒜适量，捣如泥膏状，制成厚 0.2 ～ 0.4cm 的圆饼，大小按病灶而定，后置于选定之穴区按上法灸之，但中间不必更换。

·长蛇灸：因在施灸时需沿脊椎铺敷药物，形状似长蛇，故名。操作方法是将大蒜400～500g捣如蒜泥，平铺于大椎穴至腰俞穴之间的脊柱上，宽2cm，厚0.5cm，周围用棉皮纸封闭，以避免蒜泥溢出，在大椎至腰俞之间的每一脊柱凹陷处，以黄豆大的艾炷施灸数十壮，灸至患者口鼻内觉有蒜味为度。灸毕，移去蒜泥，用湿热纱布轻轻擦干穴区皮肤。灸后皮肤出现深色潮红，让其自然出水疱，嘱患者不可自行弄破，须严防感染。至第3日，用消毒针具引出水疱液，覆盖一层消毒纱布。隔日涂以甲紫药水，直至结痂脱落愈合，一般不留瘢痕。灸后调养一个月。

【注意事项】

隔蒜灸在施灸过程中若不慎灼伤皮肤，致皮肤起透明发亮的水疱，须注意防止感染。

【适应证】此灸法有消肿、拔毒、发散、止痛的作用，故临床上适用于治疗痈、疽、疮、疖、肺痨、腹中积块、蛇蝎毒虫所伤。本法也适用于感受寒湿且时间不长的病证，若热毒所致或感受寒湿已久，早已化脓，则非本法所宜。

隔盐灸：是指用炒过的细净食盐填至略高于脐孔，上置大艾炷施灸。隔盐灸是临床上常用的隔物灸之一，最早载于《肘后备急方》，治疗霍乱等急症。后世的医籍《备急千金要方》《千金翼方》《世医得效方》等都有介绍。《本草纲目》卷十一记载"霍乱转筋，欲死气绝，腹有暖气者，以盐填脐中，灸盐上七壮，即苏"，"小儿不尿，安盐于脐中，以艾灸之"。现今，隔盐灸在施灸的方法上有一定改进，如在盐的上方或下方增加隔物，治疗的范围也有相应的扩大，已用于多种腹部疾病及其他病症的治疗。

【操作方法】

·令患者仰卧，暴露脐部。取纯净干燥之细白盐适量，可炒至温热，纳入脐中，使与脐平。如患者脐部凹陷不明显者，可预先于脐周围做一湿面圈，再填入食盐。如需再隔其他药物施灸，一般宜先填入其他药物（药膏或药末），再放盐。然后上置艾炷施灸，至患者稍感烫热，即更换艾炷。为避免食盐受火爆裂烫伤，可预先在盐上放一薄姜片再施灸。一般灸3～9壮，但对急性病证则可多灸，不拘壮数。

·施灸时要求患者保持原有体位，呼吸匀称。尤其是穴区觉烫时，应告知医生处理，不可乱动，以免烫伤。对小儿患者，更应格外注意；万一脐部灼伤，要涂以甲紫，并用消毒敷料覆盖固定，以免感染。

【适应证】

隔盐灸具有温中回阳、扶正固脱、理气止痛、化湿和中之功，适用于急性腹痛、吐泻、淋证、痢疾及中风脱证等。

隔附子灸：是用附子做隔垫物施灸的一种灸法。孙思邈在《千金翼方》载："削附子令如棋子厚，正着肿上，以少唾湿附子，艾灸附子，令热彻以诸痈肿牢坚。"古人在灸治时，附子多选用成熟者并加以炮制后使用，且常以酽酢（指味汁浓厚的醋）或童便浸过。如《外台秘要》载崔氏疗耳聋、牙关急不得开方，即"取八角附子二枚，酽酢渍之二宿，令润彻，削一头纳耳中，灸十四壮，令气通耳中即瘥"。除用附子片灸外，古人还采用将附子研末制成附子饼进行灸疗。如《外科发挥》记载治疮口不收敛者"用炮附子去皮脐，研末，为饼，置疮口处，将艾壮于饼上灸之。每日数次，但令微热，勿令痛"。现代研究发现，隔附子灸对不少急难之症有一定的效果。

【操作】

· 分隔附子片灸和隔附子饼灸两种。

· 隔附子片灸：取熟附子用水浸透后，切片厚 0.3 ～ 0.5cm，中间用针刺数孔，放于穴区，上置艾炷灸之。

· 隔附子饼灸：将附子切细研末，以黄酒调和作饼，厚约 0.4cm，中间用针刺孔，于穴位上置艾炷灸之；亦可用生附子 3 份、肉桂 2 份、丁香 1 份，共研细末，以炼蜜调和制成 0.5cm 厚的药饼，用针穿刺数孔，上置艾炷灸之。

· 若附子片或附子饼被艾炷烧焦，可以更换后再灸，直至穴区皮肤出现红晕停灸。施灸时要注意，应选择较平坦不易滑落的部位或穴位处施灸；灸饼灼烫时可用薄纸衬垫其下，以防灼伤皮肤；对阴虚火旺、过敏体质、孕妇，均禁用附子饼灸。

【适应证】

附子辛温大热，有温肾壮阳之功，适宜治疗阳痿、早泄、遗精及疮疡久溃不敛、指端麻木等病症，又可用来治疗痛经、桥本甲状腺炎、慢性溃疡性结肠炎等。

（3）温灸器灸

常见的温灸器包括铜制灸器、不锈钢灸器、竹制灸器等，是用金属等材质特制的一种圆筒灸具，故又称温筒灸。其筒底有尖有平，筒内套有小筒，小筒四周有孔。施灸时，将艾绒或加掺药物装入温灸器的小筒，点燃后，将温灸器盖扣好，即可置于腧穴或应灸部位，进行熨灸，直到所灸部位的皮肤红润为度。有调和气血、温中散寒的作用。

❸ 灸法的注意事项

（1）施术者应做到专心致志，全神贯注，施术技术熟练精准。施灸前要让患者了解施灸过程，消除其恐惧心理。正如《灵枢·官能》所说："语徐而安静，手巧而审谛者，可使行针艾。"

（2）根据不同季节、病人的不同体质和病症，选用适合的灸法、刺激量和灸治时间。若需选用瘢痕灸法时，必须征得患者的同意。一般来说，春、夏二季，施灸时间宜短；秋、冬季宜长。初病体质强壮者艾炷宜大、壮数宜多；久病体质虚弱者艾炷宜小、壮数宜少。老人、妇女、儿童灸炷宜小、宜少、施灸时间宜短；青壮年艾炷宜大、宜多，时间可略长。正如孙思邈在《备急千金要方》中记载："凡言壮数者，若丁壮遇病，病根深笃者，可倍于方数。其人老小羸弱者，可复减半。"如遇中风脱证则应遵循《明堂》采用"下广三分"之艾炷，急灸关元、气海、神阙（隔盐灸），不计壮数，以固正防脱。若遇急性吐泻，肢冷脉伏者，亦以大艾炷灸之，不计壮数，以灸至鼻尖出汗，肢温脉起为度。

（3）依据穴位所在的部位进行施灸，正如《针灸大成》所记载："今以灸法言之，有手太阴之少商焉，灸不可过多，多则不免有肌肉单薄之忌；有足厥阴之章门焉，灸不可不及，不及则不免有气血壅滞之嫌。"一般四肢、胸部以上部位施灸时间宜短，腹、背部位宜长。《医学入门》认为："针灸穴治大同，但头面诸阳之会，胸膈二火之地，不宜多灸……凡上体及当骨处，针入浅而灸宜少，下体及肉厚处，针可入深，灸多无害。"

（4）施灸时取穴要准确，孙思邈在《备急千金要方》中说："凡点灸法，皆须平直，四体无使倾侧。灸时孔穴不正，无益于事，徒破好肉耳。若坐点则坐灸之，卧点则卧灸之，立点则立灸之，反此亦不得其穴矣。"

（5）灸穴勿过多，热力应充足，火气宜均匀。正如《针灸大成》所说："故不得其要，虽取穴之多，亦无以济人；苟得其要，则虽会通之简，亦足以成功，惟在善灸者加之意焉耳。"

（6）施灸诊室的室内温度应适宜，保持空气清新，避免艾烟过浓，注意开窗换气，同时应避免开窗时风直吹患者。由于患者脱衣施灸，病床之间应设屏障。

（7）施术者施灸过程应注意防止晕灸。对初次施灸或体弱病人，所用艾炷宜先小后大，所灸壮数宜先少后多，逐渐加量，不可突然刺激量过大。在施灸中应密切观察患者的神态，一经发现晕灸的先兆，争取及早处理。施灸患者若突然出现头晕、眼花、恶心、心慌、出汗、面色苍白、脉细手冷、血压降低，甚至晕倒等症状时，是为“晕灸”。发现晕灸，要立即停止灸治，让病人平卧休息，也可急灸双侧内关、足三里穴 3 ～ 5 壮，即可消除晕灸症状。

（8）施灸过程中，严防艾火滚落，烫伤患者或烧坏病人的衣服等。施灸完毕，必须把艾条或艾炷彻底熄灭，以防发生火灾。

（9）施灸患者只要不是化脓灸，均可洗浴。若有灸疮，应小心疮面，不要洗脱疮痂。

4 保健灸常用穴位

（1）足三里

常灸足三里，可健脾益胃，促进消化吸收，强壮身体，中老年人常灸足三里还可预防中风。足三里具有防老及强身作用。

操作：用艾条、艾炷灸均可，时间可掌握在 5 ～ 10 分钟。古代养生家主张常在此穴施瘢痕灸，使灸疮延久不愈，可以强身益寿。“若要身体安，三里常不干”，即指这种灸法。现代研究证明，灸足三里穴确可改善人的免疫功能，并对肠胃、心血管系统等有一定影响。

（2）神阙

神阙为任脉之要穴，具有补阳益气、温肾健脾的作用。《扁鹊心书》指出：“依法熏蒸，则荣卫调和，安魂定魄，寒暑不侵，身体开健，其中有神妙也……凡用此灸，百病顿除，益气延年。”

操作：灸 7 ～ 15 壮，灸时用间接灸法，如将盐填脐心上，置艾炷灸之，有益寿延年之功。

（3）膏肓

膏肓穴位于第四胸椎棘突下旁开 3 寸处，常灸有强壮作用。艾条灸 15 ～ 30 分钟，艾炷灸 7 ～ 15 壮。

（4）中脘

中脘穴位于脐上四寸处。为强壮要穴，具有健脾益胃、培补后天的作用。一般可灸 7 ～ 15 壮。

（5）涌泉

脚趾卷屈，在前脚掌中心凹陷处取穴。涌泉穴有补肾壮阳、养心安神的作用。常灸此穴，可健身强心，益寿延年。一般可灸 3 ～ 7 壮。其他如曲池、三阴交、关元、气海等穴，均可施灸，具有强身保健功效。

5 常见病的艾灸选穴

常见内科病艾灸	
感冒（风寒型）	风池、大椎、风府、合谷
慢性支气管炎	肺俞、膻中、脾俞、膏肓俞、太渊
咳嗽	膻中、肺俞、膏肓、天突、风门、列缺
膈肌痉挛	中脘、足三里、内关、巨阙
急性胃肠炎	天枢、中脘、气海、上巨虚
寒性腹痛	气海、中脘、内庭、脾俞
胃下垂	百会、足三里、中脘、梁门、关元
便秘	足三里、天枢、大横、大肠俞、支沟
失眠	三阴交、内关、足三里、百会
贫血	足三里、关元
脱肛	长强、百会、足三里
遗尿	关元、足三里
尿潴留	三阴交、中极、膀胱俞
前列腺炎	阴陵泉、三阴交、气海、中极、会阴、腰阳关
前列腺增生（肥大）	关元、曲骨、肾俞、命门
阳痿	中极、关元、肾俞、命门
男性不育	气海、关元、三阴交、命门、足三里
遗精	中极、肾俞、三阴交、关元、志室

中风偏瘫	上肢瘫痪—肩井、手三里、曲池、外关、合谷 下肢瘫痪—伏兔、阳陵泉、三阴交、足三里
风湿性关节炎	曲池、足三里、血海、肝俞
常见妇科病艾灸	
功能性子宫出血	隐白、太溪、肾俞、三阴交
月经后期	关元、三阴交、气海
痛经	三阴交、关元、中极、合谷
闭经	三阴交、关元、足三里、血海
慢性盆腔炎	关元、子宫、三阴交、足三里、归来、肾俞、关元俞
乳腺增生病	乳根、阳陵泉、膺窗、膻中
乳腺炎	肩井、少泽、膻中、乳根、期门
子宫脱垂	子宫、气海、百会、足三里、关元、三阴交
子宫肌瘤	气海、关元、子宫
性冷淡	大巨、膻中、乳根、气海、命门
不孕症	关元、气海、三阴交、足三里
胎位不正	至阴（小脚趾）、足三里
产后腹痛	关元、气海、子宫、三阴交、足三里
产后少乳	乳根、膻中、足三里、少泽
更年期综合征	肾俞、三阴交、中极、足三里、悬钟、子宫
常见骨科、外科、五官科病艾灸	
落枕	天柱、大椎、肩外俞、肩中俞
颈椎病	天柱、大椎、合谷、关元、后溪
肩周炎	肩髎、尺泽、风池、曲池、肩髃，肩部阿是穴
肩臂外侧痛	曲池、二间
肩臂内侧疼痛	太渊、尺泽
肩关节后侧痛	中渚、天井
腰肌劳损	志室、委中、大肠俞、腰阳关

腰椎间盘突出	后溪、足三里、昆仑、命门、阴交、腰阳关
坐骨神经痛	腰夹脊穴、环跳、秩边、腰阳关
梨状肌综合征	环跳、秩边、承扶、殷门、委中
扭挫伤	足三里、血海、三阴交、合谷
足跟痛	太溪、昆仑、照海、申脉、解溪
痔疮	长强、上巨虚、二白、承山、血海
牙痛	合谷、下关、颊车、内庭
口腔溃疡	下关、合谷、颊车、地仓、廉泉
斑秃	风池、头维
	美体，减肥，美容艾灸
塑身常用穴	曲池
丰胸	天宗、中府、太溪、膻中、乳根、少泽、肩井
美容	百会、阳白、印堂、下关、四白、迎香、足三里、三阴交、气海、肝俞
瘦脸	四白、迎香、太阳、承浆、颊车

（十三）煎服中药避免使用铝、铁质煎煮容器

中药的煎煮方法合理与否，直接影响药物治病的疗效，我国历代名医都十分重视中药煎煮方法。汉代医家张仲景将煎煮用水分为雨水、千扬水等多种；徐灵胎认为“煎药之法，最宜深讲，药之效不效，全在乎此”；李时珍指出了药液煎煮不当的不良后果，“凡服汤药，虽品物专精，修治如法，而煎药者鲁莽造次，水火不良，火候失度，则药亦无功”。这些都说明古人已认识到煎煮过程中有诸多因素影响煎煮质量，而煎煮质量的好坏直接影响

了中药药效的发挥。中药煎煮过程中要发生两种变化：一是药物有效成分的溶出；二是药物中各种生理活性成分进行化合反应。因此，汤剂的煎制方法有许多特殊的讲究。可见，中药的煎煮方法对于有效利用药物和提高治疗效果十分重要。中药的合理煎煮可以充分地发挥药物的作用，对于防治疾病均有重要意义。中药的煎煮是多方面的，主要包括：

❶ 清洗

中草药大都是生药，在出售之前一般都进行了加工炮制，煎煮之前一般没有必要淘洗。如果的确觉得草药有些脏，可在浸泡前迅速用水漂洗一下，切勿浸泡冲洗，以防易溶于水的有效成分大量丢失，从而影响中药疗效。

❷ 器具

煎药器具以砂锅为好，因为砂锅的材质稳定不会与药物成分发生化学反应，导热均匀，热力缓和，锅周保温性强，水分蒸发小，这也是自古沿用至今的原因之一，但砂锅孔隙较多易“串味”，且易破碎。此外，搪瓷锅、不锈钢锅和玻璃煎器等具有抗酸耐碱性能的器具，可以避免与中药成分发生反应，大量制备时多选。铜、铁质煎器虽传热快但化学性质不稳定，易氧化，在煎煮药时能与中药中多种成分发生化学反应而影响质量。铝锅虽传热快、化学性质较稳定，但铝锅不耐强酸强碱，对酸碱性不很强的药可以选用，但不是理想的煎药用具。所以，不能使用铜、铁、铝、锡等器具。

❸ 浸泡

中药饮片煎前浸泡既有利于有效成分的充分溶出，又可缩短煎煮时间，避免因煎煮时间过长导致部分有效成分耗损、破坏过多。多数药物宜用冷水浸泡，把药物倒入药锅内摊平，然后加冷水浸泡，轻压药材时水高出药平面约 2cm，以药材浸透为原则。一般浸泡 30 分钟左右即可，但也要根据药材自身质地的轻重和季节、温度的差异分别对待。花、草、叶可浸 20 分钟；根茎、种子、果实及矿石、甲壳类药材宜浸泡 30 ～ 60 分钟。夏天气温高，浸泡时间不宜过长，以免腐败变质，冬季时间可以长些。特别需要注意的是浸泡中药绝对不能用沸水浸泡。

④ 用水

煎药用水必须无异味、洁净澄清，含矿物质及杂质少。一般来说，凡人们在生活上可作饮用的水都可用来煎煮中药。一般可用清澈的泉水、河水及自来水，井水则须选择水质较好的。水最好采用经过净化和软化的饮用水，以减少杂质混入，防止水中钙、镁等离子与药材成分发生沉淀反应。

加水量应为饮片吸水量、煎煮过程中蒸发量及煎煮后所需药液量的总和。虽然实际操作时加水很难做到十分精确，但至少应根据饮片质地疏密、吸水性能及煎煮时间长短确定加水量。水的用量一般为：第一遍煎煮时将饮片适当加压后，液面淹没过饮片约 2cm 为宜。第二遍用水量可少一些。头煎结束后，将药汁滤出，重新加水至高出药平面 0.5 ～ 1cm，继续武火煎煮至沸腾后改为文火煎煮 15 ～ 20 分钟即可。质地坚硬、黏稠，或需久煎的药物，加水量可比一般药物略多；质地疏松或有效成分容易挥发，煎煮时间较短的药物，则液面淹没药物即可。一般如果方中草、花、叶类药物较多，吸水量较大，煎煮前应补充加水，可以多放一点水。很多中药说明是三碗水煮成大半碗，其实这是笼统的说法而已。碗有大小之分，药物有多少之别，药材质地亦有所不同，不能简单以三碗煎煮成大半碗而论。

⑤ 煎煮方法

（1）煎煮中药的火候与煎煮时间：火候指火力大小与火势急慢（大火、急火称武火，小火、慢火为文火）。一般未沸前用武火，沸后用文火保持微沸状态，以免药汁溢出或过快熬干，减慢水分蒸发，有利于有效成分的溶出。至于火候和时间的控制则主要取决于不同药物的性质和质地，在煎煮过程中尽量少开锅盖，以免药味挥发。

（2）煎煮次数与方法：中药煎煮一般要煎煮 2 ～ 3 次，最少应煎两次。煎煮次数太少，提取不完全，药材损失大；煎煮次数太多，不仅耗工和燃料，而且煎出液中杂质增多。一般而言，一副汤药在煎煮两次后所含的有效成分已大为降低，故以煎煮两遍为佳。但对于药量较大的处方，在两次煎煮后可能存留的有效成分较多，可再煎第 3 遍，改为 1 日 3 次服用，以节约中药资源，同时，在一定程度上可提高疗效。因为煎药时药物有效成分首先会溶解在进入药材组织的水液中，然后再扩散到药材外部的水液中。到药材内外溶液的浓度达到平衡时，因渗透压平衡，有效成分就不再溶出了。这时，只有将药液滤出，重新加水煎煮，有效成分才能继续溶出。治疗疾病的中药煎煮以 2 次为宜，一般先用急火煮沸，水沸后计算煎煮时间，一般为头煎 20 ～ 30 分钟，二煎 10 ～ 20 分钟。用于治疗感冒的解表中药或清热药宜用武火，时间宜短，煮沸时间为 10 ～ 20 分钟即可，并趁热服用。用于治疗体虚的滋补中药以 3 次为宜，头煎为 40 ～ 50 分钟，二煎为 20 ～ 30 分钟，三煎为 10 ～ 20 分钟。有效成分不易煎出的矿物类、骨角类、贝壳类、甲壳类药及补益药，一般宜文火久煎，使有效成分充分溶出。以上煎煮过程中需要经常搅拌。

煎煮好的中药要趁热滤出，免得有效成分沉淀在药渣上；如果不小心把药物煮干、煮焦了，则此药不能服用，因为此时产生很多有毒物质，服用对身体有害。

（3）煎煮榨渣取汁：汤剂煎完后应榨渣取汁。因为一般药物加水煎煮后都会吸附一定药液。其次，药液中的有效成分可能被药渣再吸附。如药渣不经压榨取汁就抛弃，会造成有效成分损失，尤其是一些遇高热有效成分容易损失而不宜久煎或煎两次的药物，药渣中所含有效成分所占比例会更大，榨渣取汁的意义就更大。

一般在最后一次煎煮时，趁热将药液滤出后，要将药渣用双层纱布包好，绞取药渣内剩余药液。有研究表明绞取药渣内的药液可增加药液成分的 15%～ 25%。

❻ 服法

服用中药，许多人的习惯是一剂中药煎两次，分头汁和二汁分别服用。其实，这种服法是不科学的。因为中药中易溶的苷类、多糖类、挥发油等有效成分在头煎中含量较多，其他难溶有效成分则煎出较少；而在第 2 次煎煮时，易溶的有效成分可能含量已很低，难溶有效成分则煎出较多，故两次煎出的有效成分不一致，药效也差异很大。所以，服用中药一般应将煎煮 2 次或 3 次的中药液体合并，搅拌均匀后分为 2 份或 3 份，分别于早晚或早中晚服用才能发挥药效至最佳程度。

中药煎后所取得的药液成人一般每次 150mL，学龄期儿童 100mL，婴幼儿 50mL 为宜。按 1 日 2 次服用，成人每剂 300mL 日服 2 次，学龄期儿童 200mL 日服 2 次，婴幼儿 100mL 日服 2 次为宜。

一般来说，病情缓和者可每日口服 2 ～ 3 次；而病情较重、较急者，可根据医师的指示，每隔 4 小时左右服药一次，夜晚也不停止，以使药力持续，有利于更快地缓解症状、减轻病情。幼儿或呕吐病人因为服用药物有困难则可以分多次服完。服药时间应根据病人的病情和药物的作用来决定，一般的药最好在饭后 1 小时服，补养药品宜空腹服，易吸收。健胃药或对胃肠有刺激的汤药以进食稍后再服为好，以助疗效并减轻对胃的刺激。服用清热解表药后，不宜吹风，并观察有无出汗和体温、脉搏的变化；润肠的泻药空腹服，易使积滞物泻出。驱虫药应在早上空腹服，能提高杀虫效果，服后注意大便变化；调经药应在经前服用。中老年人用于滋补身体的补益中药最好是在饭前服用，特别是早晨空腹时服，有利于滋补成分的吸收。药汁冷了，应热一下再服用。大多数中药宜乘温服下，发汗药须热服以助药力，而清热中药最好放凉后服用。

7 机器煎药

中药煎煮机是一种带有电控装置的全封闭微压容器，利用水煎沸及其产生的蒸汽一次性使药物成分充分煎出，其煎药方便，可以提高工作效率，减轻工作量，保证中药疗效，更符合卫生学要求，不易霉变。

机煎中药，服用比较方便。一般情况下，机煎中药都是包装在医用塑胶袋中，包装过程也在全封闭无菌状态下进行的。这种袋装药液抗挤压、不易破损，每包药液在常温下能保存 10 天左右，无论居家还是外出携带都非常方便。服药时，只需将药包放进热水内浸泡 10 ～ 20 分钟即可饮用。

8 忌口

服用中药期间，饮食方面应注意忌食生、冷、黏腻、辛辣的食品，没必要另外补充维生素。一般患热性病者忌辛、辣、油腻及不容易消化的食物和烟酒；寒性病忌食生冷食物；黄疸、过敏性疾病、痈疽、肿瘤及某些皮肤病忌食鱼、虾等腥膻食物及刺激性食物；水肿病人忌食盐；补血药忌饮茶等。

9 特殊中药的煎煮

在处方中有些药材性质特殊，不能与方中群药同煎，应区别对待。医师会在处方中注明，药房在配药时会另包并加以说明。一般药物可以同时入煎，但部分药物因其性质、性能及临床用途不同，所需煎煮时间不同。有的还需作特殊处理，甚至同一药物因煎煮时间不同，其性能与临床应用也存在差异。所以，煎制汤剂还应讲究入药方法。

（1）先煎：矿物类、贝壳类、甲壳类、骨类、化石类药物质地坚硬，这些药物的有效成分在短时间内很难煎煮出来，因此要单独先煎。矿物类药物，如石膏、代赭石、赤石脂等；贝壳类药物，如牡蛎、石决明等；甲壳类药物，如龟板等；骨类药物，如水牛角等。这些药物必须事先捣碎，加水单独煎煮 1 小时后，再加入其他药物一同煎煮。另外，还有一些毒性较大的药物如川乌、附子、草乌等，通过长时间的高温煎煮可以降低毒性，久煎后的水解产物才能起到治疗作用，使其应用更为安全。

（2）后下：花、叶类及一些气味芳香含挥发性成分多的药材，如薄荷、香薷等，久煮会致香气挥发，药性损失，故宜后下，部分根茎类有效成分煎煮时中药成分对热不稳定、不耐煎煮者，亦应后下。如藏红花、大黄、番泻叶等，入药宜后下，在停火前的 5 ～ 10 分钟时再将其纳入，煎沸 5 ～ 10 分钟即可。

（3）包煎：将某种药用纱布包起来，再和其他药一起煎，叫包煎。需要包煎的主要有四类药物。一是细小种子类药物，如车前子、葶苈子、青葙子等，煎药时特别黏腻，如不包煎，容易粘锅，药汁也不容易滤除；二是有些药物如蒲黄、海金沙、灶心土、滑石等，煎时容易上飘在药液表面或沉淀锅底，所以需要包起来煎煮；三是有些有绒毛的药物，如辛夷、旋覆花、枇杷叶等，如不包煎，煎煮后不易滤除，服后绒毛会刺激咽喉，引起咳嗽、呕吐等副作用；四是含淀粉、黏液质较多的药物，如山药在煎煮过程中易粘锅焦化，需包煎。煎煮上述药物时先将药物用纱布包好，再放入药锅内与其他药物同煎。包煎时药袋尽量松些，以免药物膨胀时空间不足导致无法更多吸收水分而煎熬不透。

（4）另煎：有些比较贵重的药物（如人参、三七、羚羊角、虫草、鹿茸等），可单独煎煮取汁，再兑入煎好的药液中同服。以免在与其他药物的煎煮过程中损失有效成分，造成浪费。

（5）溶化：又称烊化，是指有些胶质性中药（如阿胶、鹿角胶、龟胶等）或黏性易溶的药物（如饴糖），煎煮时容易与其他药物黏结成团块，或造成溶液胶体渗透压提高，不利于药物有效成分溶出，影响药物的煎煮效果或黏附锅底，容易熬焦且浪费药材，故不宜与其他一般药共煎。需要另放入容器内隔水炖化，或以少量水煮化，注意要勤搅拌，再兑入其他药物同服，或直接用煎好的药液溶化后服用。

（6）泡服：一些用量少，而且药物中的有效成分易溶出的中药（如番泻叶、胖大海等），不须煎煮，直接用开水浸泡后即可服用。

（7）冲服：一些难溶于水的药，某些粉末样的药物（如琥珀粉、朱砂）不宜煎煮，或某些较贵重的中药（如三七粉、人参粉）或不宜煎煮的药物（如芒硝）、液态药物（如竹沥、姜汁等），可直接冲入煎取的药液中混匀服用，或直接用温水冲服，以避免药物损失。一些药物较为贵重而且用量又小，如果与其他药物一同煎煮，其药汁就会被别的药物吸附，从而影响药物的疗效，如牛黄、麝香、珍珠粉、琥珀、冬虫夏草、三七粉等。另外，还有一些药物如贝母粉，虽然不是贵重药，但研成细粉冲服，比加入其他药物一同煎煮后服用效果要好些。

（8）煎汤代水：某些中药，如灶心土、玉米须等，可先煎煮后留水去渣，再用此水煎煮其他中药。

⑩ 中药配方颗粒剂

中药配方颗粒是由单味中药饮片经提取浓缩制成的、供中医临床配方用的颗粒。国内以前称单味中药浓缩颗粒剂，商品名及民间称呼还有免煎中药饮片、新饮片、精制饮片、饮料型饮片、科学中药等。是以传统中药饮片为原料，经过提取、分离、浓缩、干燥、制粒、包装等生产工艺，加工制成的一种统一规格、统一剂量、统一质量标准的新型配方用药。它保证了原中药饮片的全部特征，能够满足医师进行辨证论治，随证加减，具有药性强、药效高、不需要煎煮、直接冲服、服用量少、作用迅速、成分完全、疗效确切、安全卫生、携带保存方便、易于调制和适合工业化生产等许多优点。中药配方颗粒在美国、欧洲、澳大利亚、韩国、日本等国家和地区发展极快。韩国、日本等除满足本地区需要外还大量出口，但在我国中药颗粒剂还不属于主流的中药剂型。

（1）优点

①比服用传统中药汤剂更方便：首先是携带和保存更加方便，相对于传统中药大包小裹的体积，免煎中药更加适合旅行和出差人员的保健和治疗。与容易发霉的草药相比，免煎中药包装严密、防霉变、防虫蛀鼠咬，所以保质期比较长。

②安全性和疗效更有保证：中药饮片的质量控制一直是一个比较难以解决的问题，给患者带来非常大的安全隐患。中药颗粒剂在半成品和成品的质量控制方面比较严格，重金属含量、农药残留、微生物、化学污染等指标检测非常严密，所以安全性比较高，同样疗效也更加有保证。

（2）缺点

首先，组方疗效尚不明确，根据中医学的一些理论和实践证明，几味药材一起煎熬，可以发挥的作用与颗粒简单配方不完全一样，比如生脉散（人参、麦冬、五味子）一起煎汤的疗效，显著强于将以上 3 种颗粒混合后的冲剂；四逆汤（附子、干姜、炙甘草）一起煎汤，不仅疗效显著强于混合的颗粒配方，而且附子所含的乌头碱的毒性大大降低。研究发现，这是因为几种药材一起煎汤，期间他们所含的有效成分发生了一系列的化合、络合、共溶等化学变化，达到传统中医理论强调的疗效，而颗粒配方则没有或者很少有这些反应，使疗效大打折扣，这在许多配方上已有反映。其次，制剂厂家存在以次充好等现象，国家药典对药材的有效成分有要求，但单纯的成分分析有时并不与实践一致，如人参的叶子和须的有效成分远高于根，但是实践疗效显然根远强于叶子和须，不良厂家可以拿叶子来代替根，作为制剂的原料，节省成本，而药效则明显不如汤剂。进一步完善制作流程的规范，严格把关，是我国中药颗粒剂推广的必由之路。

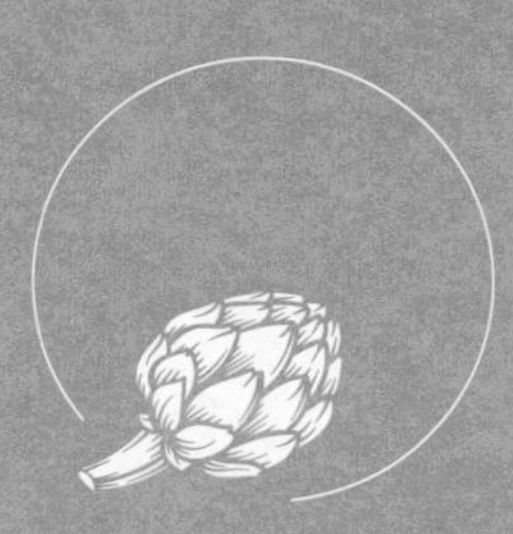

贰

健康生活方式与行为

（十四）保持心态平和，适应社会状态，积极乐观地生活与工作

历代养生家把调养精神作为养生寿老之本法，防病治病之良药。《淮南子》说："神清志平，百节皆宁，养性之本也；肥肌肤，充肠腹，供嗜欲，养性之末也。"《素问·上古天真论》言："精神内守，病安从来。"说明"养生贵乎养神"，不懂得养神之重要，单靠饮食营养和药物滋补，是难以达到健康长寿目的的。由于人的精神活动是在"心神"的主导作用下，脏腑功能活动与外界环境相适应的综合反应，所以，精神调摄必然涉及多方面的问题。调神之法概括起来可有清静养神、立志养德、开朗乐观、调畅情志、心理平衡等方面。

1 清静养神

清静，是指精神情志保持淡泊宁静的状态。因神气清净而无杂念，可达真气内存，心神平安的目的。此处之"清静"是指思想清静，即心神之静。心神不用不动固然属静，但动而不妄动，用之不过，专而不乱，同样属于"静"。我们提倡的思想清静主要是思想专一，排除杂念，不见异思迁，想入非非，而是要思想安定、专心致志地从事各项工作、学习。

（1）保持心态平和

调神摄生，首在静养。这种思想源于老庄道家学说，后世在内容和方法上不断有所补充和发展。养生家认为静养之要在于养心，道、儒、佛、医都有此主张。"儒曰正心，佛曰明心，道曰炼心，要皆参修心学一事"，"万法唯心，万道唯心。心为人之主宰，亦为精气神之主宰。炼精炼气炼神，均须先自炼心始"。心静则神清，心定则神凝，"故养生莫要于养心。天玄子曰：'养心之大法有六：曰心广、心正、心平、心安、心静、心定，心广所以容万类也，心正所以诚意念也，心平所以得中和也，心安所以寡怨尤

也，心静所以绝攀缘也，心定所以除外累、同大化也。'"（《道家养生学概要》）凡事皆有根本，养心养神乃养生之根本，心神清明，则血气和平，有益健康。

《黄帝内经》从医学角度提出了"恬淡虚无"的养生防病思想。《素问·上古天真论》云："虚邪贼风，避之有时；恬淡虚无，真气从之，精神内守，病安从来。"《素问·生气通天论》说："清静则肉腠闭拒，虽有大风苛毒，弗之能害。"这里从内外两个方面揭示了调摄的重要原则。对外，顺应自然变化和避免邪气的侵袭；对内，谨守虚无，心神宁静。外御内守，真气从之，邪不能害。可见，"恬淡虚无"之要旨是保持静养，思想清静，畅达情志，使精气神内守而不散失，保持人体形神合一的生理状态，有利于防病祛疾，促进健康。

近年来，国内外有关学者非常重视思想清静与健康关系的研究。生理学研究证实，人在入静后，生命活动中枢的大脑又回复到儿童时代的大脑电波波慢状态，也就是人的衰老生化指标得到了"逆转"。经测定，高水平的气功师的脑电波与一般人有明显的不同。社会调查发现，凡经过重大精神挫折、思想打击之后，又未得到良好的精神调摄，多种疾病的发病率都有明显增加。社会实践证实，经常保持思想清静，调神养生，多练气功，可以有效地增强抗病能力，减少疾病发生，有益身心健康。

（2）清静养神的方法

①少私寡欲：少私，是指减少私心杂念；寡欲，是降低对名利和物质的嗜欲。老子《道德经》主张："见素抱朴，少私寡欲。"《黄帝内经》指出"是以志闲而少欲，心安而不惧，形劳而不倦，气从以顺，各从其欲，皆得所愿……所以能年皆度百岁而动作不衰"。因为私心太重，嗜欲不止，欲望太高、太多，达不到目的就会产生忧郁、幻想、失望、悲伤、苦闷等不良情绪，从而扰乱清静之神。使心神处于无休止的混乱之中，导致气机紊乱而发病。如果能减少私心、欲望，从实际情况出发，节制对私欲和名利的奢望，则可减轻不必要的思想负担，使人变得心胸坦然，心情舒畅，从而促进身心健康。而要做到少私寡欲，必须注意下述两点：一是明确私欲之害，以理收心。如《医学入门·保养说》言："主于理，则人欲消亡而心清神悦，不求静而自静也。"二是要正确对待个人利害得失。《太上老君养生诀》说："且夫善摄生者，要先除六害，然后可以保性命延驻百年。何者是也？一者薄名

利，二者禁声色，三者廉货财，四者损滋味，五者除佞妄，六者去妒忌。”六害不除，万物扰心，神岂能清静？去六害养心神，确为经验之谈。

②养心敛思：养心，即保养心神；敛思，即专心致志，志向专一，排除杂念，驱逐烦恼。《医钞类编》说：“养心则神凝，神凝则气聚，气聚则神全，若日逐攘扰烦，神不守舍，则易衰老。”所谓凝神，即是心神集中专注一点，不散乱，不昏沉。可见，这种凝神敛思的养神方法，并非无知、无欲、无理想、无抱负、毫无精神寄托的闲散空虚。因此，它与饱食终日、无所用心者是截然不同的。从养生学角度而言，神贵凝而恶乱，思贵敛而恶散。凝神敛思是保持思想清静的良方。随着科学的发展，实验已证明，清静养神这种自我调节，能保持神经系统不受外界精神因素干扰，使人体生理功能处于极佳状态。要想取得保养心神之良效，必须具备心地光明磊落，志有所专的品德。只有精神静谧，从容温和，排除杂念，专心致志，才能做到安静和调，心胸豁达，神清气和，乐观愉快，这样不仅有利于学习和工作，而且能使整体协调，生活规律，有利于健康长寿。

❷ 立志养德

正确的精神调养，必须要有正确的人生观。只有对生活充满信心，有目标、有追求的人，才能很好地进行道德风貌的修养和精神调摄，更好地促进身心健康。

养生，首先要立志，所谓立志，就是要有为全人类服务的伟大志向，树立起生活的信念，对生活充满希望和乐趣。也就是说要有健康的心理、高尚的理想和道德情操，这是每个人的生活基石和精神支柱。

理想和信念是青少年健康成才的精神保障，有了正确的志向，才会真正促使他们积极探索生命的价值，寻找生活的真谛，追求知识，陶冶情操，促进身心全面健康发展。理想和信念又是老年人延长生命活力的“增寿剂”，不畏老是健康长寿的精神支柱，产生不畏老精神的重要思想基础就是晚年的理想和追求。老年人应重视健身养体，心胸开阔，情绪稳定，热爱生活，为社会发挥“余热”，从而使内心感到无愧于一生的无限快乐的思想，这种思想又有益于健康。

理想和信念是生活的主宰和战胜疾病的动力。科学证明，人的内在潜力很大，充满自信心，顽强的意志和毅力是战胜疾病极为重要的力量。《灵枢·本脏》言:“志意者，所以御精神，收魂魄，适寒温，和喜怒者也。”就是说意志具有统帅精神、调和情志、抗邪防病等作用，意志坚强与否与健康密切相关。事实证明，信念、意志坚定的人能较好地控制和调节自己的情绪，保持良好的精神状态。生活实践也证实了不少病残者靠自己的信心、意志和努力，主宰自己的命运，为社会做出了可贵的贡献。综上所述，树立理想，坚定信念，充满信心，量力而行，保持健康的心理状态，是养生保健的重要一环。现代生理学和生物信息反馈疗法研究证明，坚强的意志和信念能够影响内分泌的变化，如白细胞大幅度升高，改善生理功能，增强抵抗力，故有益于健康长寿。

古人把道德修养作为养生一项重要内容。孔子早就提出“德润身”“仁者寿”的理论。他在《中庸》中进一步指出:“修身以道，修道以仁。”“大德必得其寿。”他认为讲道德的人，待人宽厚大度，才能心旷神怡，体内安详舒泰得以高寿。古代的道家、墨家、法家、医家等，也都把养性养德列为摄生首务，并一直影响着后世历代养生家。唐代孙思邈在《备急千金要方》中说:“性既自喜，内外百病皆悉不生，祸乱灾害亦无由作，此养性之大经也。”明代的《寿世保元》记载:“积善有功，常存阴德，可以延年。”明代王文禄也在《医先》中说:“养德、养生无二术。”由此可见，古代养生家把道德修养视作养生之根，养生和养德是密不可分的。他们的养性、道德观，虽有其历史的局限性和认识上的片面性，但其积极的一面对道德修养、摄生延年还是颇有益处的。

从生理上来讲，道德高尚，光明磊落，性格豁达，心理宁静，有利于神志安定，气血调和，人体生理功能正常而有规律地进行，精神饱满，形体健壮。这说明养德可以养气、养神，使“形与神俱”，健康长寿。正如《素问·上古天真论》言:“内无思想之患，以恬愉为务，以自得为功，形体不敝，精神不散，亦可以百数。”现代养生实践证明，注意道德修养，塑造美好的心灵，助人为乐，养成健康高尚的生活情趣，获得巨大的精神满足，是保证身心健康的重要措施。

3 开朗乐观

性格开朗、精神乐观是健身的要素、长寿的法宝，这是人所共知的常理。

（1）性格开朗：性格是人的一种心理特征，它主要表现在人已经习惯了的行为方式上。性格开朗是胸怀宽广、气量豁达所反映出来的一种心理状态。性格虽然与人的基因和遗传因素直接相关，但随着环境和时间的变化，是可以改变的。人们都有一个使自己的性格适应于自然、社会和自身健康的改造任务。

医学研究已证明，人的性格与健康、疾病的关系极为密切。情绪的稳定，对一个人的健康起着重要作用。性格开朗，活泼乐观，精神健康者，不易患精神病、重病和慢性病，即使患了病也较易治愈，容易康复。不良性格对人体健康的影响是多方面的，它可以从各方面对人体大脑、内脏及其他部位产生危害。

培养良好性格的基本原则是，从大处着眼，从具体事情入手，通过自己美好的行为，塑造开朗的性格。首先要认识到不良性格对身心健康的危害，树立正确的人生观，正确对待自己和别人，看问题、处理问题要目光远大，心胸开阔，宽以待人，大度处事，不斤斤计较，不钻牛角尖。科学、合理地安排自己的工作、学习和业余生活，丰富生活内容，陶冶性情。

（2）情绪乐观：既是人体生理功能的需要，也是人们日常生活的需要。孔子在《论语》中说："发愤忘食，乐以忘忧，不知老之将至云尔。"可见，乐观的情绪是调养精神、舒畅情志、防衰抗老的最好的精神营养。精神乐观可使营卫流通，气血和畅，生机旺盛，从而身心健康。正如《素问·举痛论》云："喜则气和志达，营卫调利。"

要想永葆乐观的情绪，首先要培养开朗的性格，因为乐观的情绪与开朗的性格是密切相关的。心胸宽广，精神才能愉快。其次，对于名利和享受，要培养"知足常乐"的思想，要体会"比上不足，比下有余"的道理，这样可以感到生活和心理上的满足。再次，培养幽默风趣感，幽默的直接效果是产生笑意。现代科学研究已证明，笑是一种独特的运动方式，它可以调节人体的心理活动，促进生理功能，改善生活环境，使人养成无忧无虑、开朗乐观的性格，让生命充满青春的活力。

4 保持心理平衡

当代社会的特点之一是竞争。长期处在高节奏的竞争环境中，容易产生焦虑、心力疲劳、神经质等心理现象。处理不好就会影响心理健康。为了适应社会的发展，保证健康的体魄，就必须培养在竞争中保持心理平衡的能力。

所谓竞争意识，就是要有进取心和高度的责任感。有高度责任感的人，表现于对知识的索取，对技艺的追求和对志趣的倾心。因此，视野开阔，生活充实。竞争社会所需要的心理素质，首先要有顽强的毅力，毅力是一种持久坚强的意志，它是精神健康的有力保证。同时，要有良好的心理承受力。剧烈的竞争常会打破原有的心理平衡，所以，必须学会自我调节，做到胜不骄，败不馁，不为琐事忧虑烦恼。无论在任何情况下，都可坦然地迎接新的挑战。

在竞争社会，有些人在竞争失败后可产生自卑感，但社会需要是多方面的，人的兴趣和能力也是多种多样的，人各有所长，各有所短，从来不曾有过全能的“天才”。因此，不必为一时一事的失利而苦恼，丧失信心。应在实践中不断总结经验教训，克服自卑感，不断挖掘自己的潜能，扬长避短，科学安排工作和学习，就会增加成功率。竞争的社会更易产生嫉妒心理，嫉妒是一种心理现象，它是指对别人比自己优越，如才华、品德、名声、成就、相貌等高于自己时，想排除别人优势而表现一种不甘心和怨恨的强烈情绪状态，这种消极的心理状态会降低人体生理功能而导致身心疾病。消除嫉妒心理的基本方法，就是培养正确的拼搏精神，即树立欢迎别人超过自己，更有勇气超过别人的正确观念。摆脱一切不良情绪，发挥自己的长处，在可能的范围内达到最佳水平。社会的发展将会促进合理的竞争，培养竞争意识，适应社会的需要，就能在当代环境中保持健康的平衡心理，保证旺盛的精力、健康的体魄，这对自己、对社会都是有益的，也是每个人应该具备的心理素质。

（十五）起居有常，顺应自然界晨昏昼夜和春夏秋冬的变化规律，并持之以恒

起居有常，主要是指起卧作息和日常生活的各个方面有一定的规律并合乎自然界和人体的生理常度。它要求人们起居作息、日常生活要有规律，这是强身健体、延年益寿的重要原则。

❶ 合理作息的保健作用

古代养生家认为，人们的寿命长短与能否合理安排起居作息有着密切的关系。《素问·上古天真论》说："饮食有节，起居有常，不妄作劳，故能形与神俱，而尽终其天年，度百岁乃去。"可见，自古以来，我国人民就非常重视起居有常对人体的保健作用。

《素问·生气通天论》说："起居如惊，神气乃浮。"清代名医张隐庵说："起居有常，养其神也，不妄作劳，养其精也。夫神气去，形独居，人乃死。能调养其神气，故能与形俱存，而尽终其天年。"这说明起居有常是调养神气的重要法则。神气在人体中具有重要作用，它是对人体生命活动的总概括。人们若能起居有常，合理作息，就能保养神气，使人体精力充沛，生命力旺盛，面色红润光泽，目光炯炯，神采奕奕。反之，若起居无常，不能合乎自然规律和人体常度来安排作息，天长日久则神气衰败，就会出现精神萎靡，生命力衰退，面色不华，目光呆滞无神。

古代养生家认为，起居作息有规律以及保持良好的生活习惯，能提高人体对自然环境的适应能力，从而避免发生疾病，达到延缓衰老、健康长寿的目的。

现代老年医学对人类衰老变化与衰老机理的研究认为，不同种属的生物具有不同的寿命期限，这种期限与遗传有关。每种生物的寿命在遗传基因中都按出生、生长、发育、成熟、衰老、死亡这一过程，预先做了程序安

排。这种生命过程的安排，被称为“生命钟”，即按“生物钟”的规律演变展现一系列的生命过程，决定着生物寿命的长短。虽然人体后天的周期性节律变化受生物钟的控制，但更为现实的在于训练和培养。人类大脑皮层在机体内已成为各种生理活动的最高调节器官，而大脑皮层的基本活动方式是一种条件反射。这种条件反射是个体在生活中获得的，有明显的个体差异和一个逐步建立的过程，这一过程的建成和巩固与生活作息规律有密切关系。条件反射一建成，其活动就相对稳定，并且具有预见性和适应性。而条件反射还可以随环境因素的变化而消退或重新建成，这样就提高了人体对环境的适应能力。有规律的作息制度可以在大脑神经中枢建立各种条件反射，并使其不断巩固，形成稳定的良好的生活习惯。一系列条件反射，又促进人体生理活动有规律地健康发展。可见，养成良好的生活作息规律是提高人体适应力，保证健康长寿的要诀之一。

❷ 起居作息失常的危害

《黄帝内经》告诫人们，如果“起居无节”，便将“半百而衰也”。就是说，在日常生活中，若起居作息毫无规律，恣意妄行，逆于生乐，以酒为浆，以妄为常，就会引起早衰以致损伤寿命。现代研究认为，人体进入成熟以后，随着年龄的不断增长，身体的形态、结构及其功能开始出现一系列退行性变化。例如适应能力减退、抵抗能力下降、发病率增加等，这些变化统称为老化。老化是一个比较漫长的过程，衰老多发生在老化过程的后期，是老化的结果。生理性衰老是生命过程的必然。但仍可通过养生延缓衰老；病理性衰老则可结合保健防病加以控制。有些人生活作息很不规律，夜卧晨起没有定时，贪图一时舒适，四体不勤，放纵淫欲，其结果必致加速老化和衰老，并进而导致死亡。

葛洪在《抱朴子·极言》中指出：“定息失时，伤也。”生活规律破坏，起居失调，则精神紊乱，脏腑功能损坏，身体各组织器官都可产生疾病。特别是年老体弱者，生活作息失常对身体的损害更为明显。据现代研究资料表明：在同等年龄组内，退休工人比在职工人发病率高达三倍之多。说明只有建立合理的作息制度，休息、劳动、饮食、睡眠皆有规律，并持之以恒，才能增进健康，尽终其天年。

③ 建立科学的作息制度

人生活在自然界中，与之息息相关。因此，人们的起卧休息只有与自然界阴阳消长的变化规律相适应，才能有益于健康。例如，平旦之时阳气从阴始生，到日中之时，则阳气最盛，黄昏时分则阳气渐虚而阴气渐长，深夜之时则阴气最为隆盛。人们应在白昼阳气隆盛之时从事日常活动，而到夜晚阳气衰微的时候，就要安卧休息，也就是古人所说的“日出而作，日入而息”，这样可以起到保持阴阳运动平衡协调的作用。又如，一年之中，四时的阴阳消长，对人体的影响尤为明显。因此，孙思邈说：“善摄生者卧起有四时之早晚，兴居有至和之常制。”即根据季节变化和个人的具体情况制定出符合生理需要的作息制度，并养成按时作息的习惯，使人体的生理功能保持在稳定平衡的良好状态中，这就是起居有常的真谛所在。

有规律的周期性变化是宇宙间的普遍现象，从天体运行到人体生命活动，都有内在规律或称节律。现代医学已证实，人的生命活动都遵循着一定周期或节律而展开。如人的情绪、体力、智力等也都有一定的时间规律，体力、情绪和智力的节律周期分别为 23、28 和 33 天，每个周期又分为旺盛和衰退两个阶段。人的体温总是凌晨 2 ～ 6 时最低，下午 2 ～ 8 时最高。脉搏和呼吸是清晨最慢，白天较快。血压也是白天高，夜间低。

规律的生活作息能使大脑皮层在机体内的调节活动形成有节律的条件反射系统，这是健康长寿的必要条件。培养规律生活习惯的最好措施是主动地安排合理的生活作息制度，做到每日定时睡眠、定时起床、定时用餐、定时工作学习、定时锻炼身体、定时排大便、定期洗澡等。把生活安排得井井有条，使人们生机勃勃，精神饱满地工作、学习。这样，对人体健康长寿是大有益处的。

（十六）四季起居要点：春季、夏季宜晚睡早起，秋季宜早睡早起，冬季宜早睡晚起

睡眠是起居中非常重要的一个方面，是做到起居有常的要点。睡眠是一种正常的生理现象，但在很长一段历史中，人们对睡眠的机制认识并不清楚。随着科学的发展，人们在古代理论基础上对有关睡眠的各种问题有了更清晰的认识，并在实验基础上给予了科学的证实。

❶ 中医的睡眠原理

中医学从唯物的形神统一观出发，认为睡眠－清醒是人体寤与寐之间阴阳动静对立统一的功能状态，并运用阴阳变化、营卫运行、心神活动来解释睡眠过程，形成了独具特色的睡眠理论。主要包括以下几方面内容：

（1）昼夜阴阳消长决定人体寤寐： 由于天体日月的运转，自然界处于阴阳消长变化中，最突出的表现就是昼夜交替出现。昼属阳，夜属阴。与之相应，人体阴阳之气也随昼夜而消长变化，于是就有了寤和寐的交替。寤属阳，为阳气所主；寐属阴，为阴气所主。可以说，自从有了人类，就有了人类活动的规律——“日出而作，日入而息”这种比较严格的节律。正如《灵枢·营卫生会》言：“日入阳尽而阴受气矣，夜半而大会，万民皆卧，命曰合阴；平旦阴尽而阳受气，如是无已，与天地同纪。”在《灵枢·口问》又进一步解释，说：夜半“阳气尽，阴气盛，则目瞑”；白昼“阴气尽而阳气盛，则寤矣”。

（2）营卫运行是睡眠的生理基础： 人的寤寐变化以人体营卫气的运行为基础，其中与卫气运行最为相关。《灵枢·卫气行》说：“卫气一日一夜五十周于身，昼行于阳二十五周，夜行于阴二十五周。”《灵枢·营卫生会》也说：“卫气行于阴二十五度，行于阳二十五度，分为昼夜，故气至阳而起，至阴而止。”起指起床，止即入睡。由此可见，卫气行于阴，则阳气尽而阴

气盛，故形静而入寐；行于阳，则阴气尽而阳气盛，故形动而寤起。所以《灵枢·天年》说："营卫之行，不失其常，故昼精而夜瞑。"

（3）心神是睡眠与觉醒的主宰： 寤与寐是以形体动静为主要特征的，形体的动静受心神的指使，寐与寤以心神为主宰。神静则寐，神动则寤；心安志舒则易寐，情志过极则难寐。张景岳在《景岳全书·不寐》中指出："寐本乎阴，神其主也。"由于睡眠受心神的支配，人们常因主观意志需要，使睡眠节律改变。总之，在形神统一观的指导下，寤与寐就被看作是两者相互转化的心身过程。

❷ 睡眠的作用

长沙马王堆出土医书《十问》中说："夫卧非徒生民之事也，举凫、雁、肃霜（鹔鷞）、蛇檀（鳝）、鱼鳖、耎（蠕）动之徒，胥（须）食而生者，胥卧而成也……。故一昔（夕）不卧，百日不复。"主张"道者静卧"。可见，不仅人需要睡眠，任何生物都离不开睡眠。没有适当睡眠，就无法维持生命其他活动。历代道、儒、佛、医诸家对睡眠皆有很多论述，睡眠对长寿的意义是任何其他方式难以取代的，它的作用可概括为五个方面：

（1）消除疲劳： 睡眠是消除身体疲劳的主要形式。睡眠时，人体精气神皆内守于五脏，五体安舒，气血和调，体温、心率、血压下降，呼吸及内分泌明显减少，从而使代谢率降低，体力得以恢复。

（2）保护大脑： 睡眠不足者，表现为烦躁、激动或精神萎靡、注意力分散、记忆减退等精神神经症状，长期缺眠则会导致幻觉。因此，睡眠有利于保护大脑。此外，大脑在睡眠状态中耗氧量大大减少，有利于脑细胞能量贮存，可以恢复精力，提高脑力效率。

（3）增强免疫： 睡眠不仅是智力和体力的再创造过程，而且还是疾病康复的重要手段。睡眠时能产生更多的抗原抗体，增强了机体抵抗力，睡眠还使各组织器官自我修复加快。现代医学常常把睡眠作为一种治疗手段，用来医治顽固性疼通及精神病等。

（4）促进发育： 睡眠与儿童生长发育密切相关。婴幼儿在出生后相当长时期内，大脑继续发育，需要更多的睡眠。婴儿睡眠中有一半是快波睡眠期（REM），而早产儿 REM 可达 80%，说明他们的大脑尚未成熟。儿童生长速度在睡眠状态下增快，因为在慢波睡眠期血浆中生长激素可持续数小时维持在较高水平，故要使儿童身高增长，就应当保证睡眠足够时间和质量。

（5）利于美容：睡眠对皮肤健美有很大影响。甜蜜的熟睡可使第二天皮肤光滑，眼睛有神，面容滋润，而由于精神创伤、疲劳过度及其他不良习惯造成的睡眠不足或失眠则会颜面憔悴，毛发枯槁，皮肤出现细碎皱纹。由于睡眠过程中，皮肤表面分泌和清除过程加强，毛细血管循环增多，加快了皮肤的再生。所以说，睡眠是皮肤美容的基本保证。

3 睡眠的质量标准

东晋·张湛《养生要集》神仙图中有“禁无久卧，精气斥”，“禁无多眠，神放逸”。认为“久卧伤气”，使阳气、精神懈怠。由此可知，多睡不一定符合养生要求。过多睡眠和恋床可造成大脑皮层抑制，使大脑细胞乏氧。决定睡眠是否充足，除了量的要求外，更主要的还有质的要求。睡眠的质决定于睡眠深度和 REM 的比例。REM 对改善大脑疲劳有重要作用。实验表明，经过剥夺异相睡眠的猫和鼠，它的行为会发生变化，如记忆减退、食欲亢进等。根据国内外资料统计，REM 应占睡眠总量的百分比，在新生儿为 50%，在婴儿为 40%，在儿童为 18.5%～25%，在青少年为 20%，在成人为 18.9%～22%，在成年人为 13.8%～15%。如果达不到上述比例，则慢性睡眠中浅睡期代偿性地延长，结果往往产生未睡着觉的感觉。实际生活中可用以下标准检查是否为较高的睡眠质量：

①入睡快。上床后 5～15 分钟进入睡眠状态。

②睡眠深。睡中呼吸匀长，无鼾声，不易惊醒。

③无起夜。睡中梦少，无梦惊现象，很少起夜。

④起床快。早晨醒来身体轻盈，精神好。

⑤白天头脑清晰，工作效率高，不困倦。一般说来，睡眠质量好，则睡眠时间可以少些。

4 如何保证睡眠质量

（1）四季与睡眠：不同季节不同的环境，季节的变化影响睡眠的调整。一般认为，春夏宜晚睡早起（每天需睡 5～7 个小时），秋季宜早睡早起（每天需睡 7～8 个小时），冬季宜早睡晚起（每天需睡 8～9 个小时）。如此，以合四时生长化收藏规律。阳光充足的日子，一般人睡眠时间短；气候恶劣的天气里，一般人的睡眠时间长。随地区海拔增高，一般人的睡眠时间稍稍减少；随纬度增加，一般人的睡眠时间稍要延长。

（2）睡眠环境

①恬淡宁静：安静的环境是帮助入睡的基本条件之一。嘈杂的环境使人心神烦躁，难于安眠。因而卧室选择重在避声，窗口远离街道闹市，室内不宜放置音响设备。

②光线幽暗:《老老恒言》说:“就寝即灭灯，目不外眩，则神守其舍。”《云笈七签》说:“夜寝燃灯，令人心神不安。”在灯光中入睡，使睡眠不安稳，浅睡期增多，因此，睡前必须关灯。窗帘以冷色为佳。住房面积有限，没有专用卧室者，应将床铺设在室中幽暗角落，并以屏风或隔带与活动范围隔开。

③空气新鲜：卧室房间不一定大，但应保证白天阳光充足，空气流通，以免潮湿之气、秽浊之气滞留。卧室必须安窗，在睡前、醒后及午间宜开窗换气。在睡觉时也不宜全部关闭门窗，应保留门上透气窗，或将窗开个缝隙。氧气充足不仅利于大脑细胞消除疲劳，而且利于表皮的呼吸功能。此外，应注意不在卧室内用餐、烧炉子，以防蚊蝇滋生和中毒的发生。

④温湿度适宜：卧室内要保证温湿度相对恒定，室温以 20℃为好，湿度以 40%左右为宜。卧室内要保持清洁，可置兰花、荷花、仙人掌类植物一盆，此类植物夜间排的一氧化碳甚少，室内植物利于温湿度调节。室内家具越少越好，一切设置应造成简朴典雅的气氛，利于安神。

（3）睡眠规律与子午觉：养成良好的睡眠习惯，符合觉醒－睡眠节律，是提高睡眠质量的基本保障。前面已经谈过睡眠起卧规律与四时的关系，一天之中起卧亦有规律，即要使睡眠模式符合一日昼夜晨昏的变化。《类修要诀·养生要诀》总结为:“春夏宜早起，秋冬任晏眠，晏忌日出后，早忌鸡鸣前。”

子午觉是古人睡眠养生法之一，即是每天于子时、午时入睡，以达颐养天年目的。中医认为，子午之时，阴阳交接，极盛极衰，体内气血阴阳极不平衡，必欲静卧，以候气复。现代研究也发现，夜间 0 点至 4 点，机体各器官功率降至最低；中午 12 点至下午 1 点，是人体交感神经最疲劳的时间，因此，子午睡眠的质量和效率都好，符合养生道理。据统计表明，老年人睡子午觉可降低心、脑血管病的发病率，有防病保健意义。

（4）睡眠的宜忌：我国古人把睡眠经验总结为“睡眠十忌”。一忌仰卧；二忌忧虑；三忌睡前恼怒；四忌睡前进食；五忌睡卧言语；六忌睡卧对灯光；七忌睡时张口；八忌夜卧覆首；九忌卧处当风；十忌睡卧对炉火。概括起来可分三个方面：

①睡前禁忌：睡前不宜饱食、饥饿又或大量饮水及浓茶、咖啡等饮料。《彭祖摄生养性论》说：“饱食偃卧则气伤。”《抱朴子·极言》曰：“饱食即卧，伤也。”《陶真人卫生歌》说：“晚食常宜申酉前，何夜徒劳滞胸膈。”都说明了饱食即卧，则脾胃不运，食滞胸脘，化湿成痰，大伤阳气。饥饿状态入睡则饥肠辘辘，难以入眠。睡前亦不宜大量饮水，饮水损脾，水湿内停，夜尿增多，甚则伤肾。睡前更不宜饮兴奋饮料，烟酒亦忌，以免难以入睡。睡前还忌七情过极，读书思虑。大喜大怒则神不守舍，读书极虑则神动而躁，致气机紊乱，阳不入阴。睡前亦不可剧烈运动，以免影响入睡。

②睡中禁忌：寝卧忌当风，对炉火、对灯光。睡卧时头对门窗风口，易成风入脑户，引起面瘫、偏瘫。卧时头对炉火、暖气，易使火攻上焦，造成咽干目赤鼻衄，甚则头痛。卧时头对灯光则神不寐，其次卧忌言语哼唱。古人云：“肺为五脏华盖，好似钟磬，凡人卧下肺即收敛。”如果卧下言语，则肺震动而使五脏俱不得宁。睡卧时还忌蒙头张口，《备急千金要方·道林养性》说：“冬夜勿覆其头得长寿。”此即所谓“冻脑”之意，可使呼吸通畅，脑供氧充足。孙氏在书中还说：“暮卧常习闭口，口中即失气。”张口睡眠最不卫生，易生外感，易被痰窒息。

③醒后禁忌：古人云：“早起者多高寿。”故醒后忌恋床不起，“令四肢昏沉，精神瞢昧”（《混俗颐生录》）。睡懒觉不利于人体阳气宣发，使气机不畅，易生滞疾。此外，旦起忌嗔恚、恼怒，此大伤人神。《养生延命录·杂诫篇》说：“凡人旦起恒言善事，勿言奈何，歌啸。”“旦起嗔恚二不祥。”认为这样影响一日之内的气血阴阳变化，极有害于健康。

（十七）饮食要注意谷类、蔬菜、水果、禽肉等营养要素的均衡搭配，不要偏食偏嗜

饮食养生，就是按照中医理论，调整饮食，注意饮食宜忌，合理地摄取食物，以增进健康、益寿延年的养生方法。饮食是供给机体营养物质的源泉，是维持人体生长、发育，完成各种生理功能，保证生命生存的不可缺少的条件，即《汉书·郦食其传》所说："民以食为天。"古人早就认识到了饮食与生命的重要关系。他们在长期实践中积累了丰富的知识和宝贵经验，逐渐形成了一套具有中华民族特色的饮食养生理论，在保障人民健康方面发挥了巨大作用。饮食养生的目的在于通过合理而适度地补充营养，以补益精气，并通过饮食调配，纠正脏腑阴阳之偏颇，从而增进机体健康、抗衰延寿。由于饮食为人所必需，而饮食不当又最易影响健康，故食养是中医养生学中的重要组成部分。

饮食物的种类多种多样，所含营养成分各不相同，只有做到合理搭配，才能使人得到各种不同的营养，以满足生命活动的需要。因此，全面的饮食，适量的营养，乃是保证生长发育和健康长寿的必要条件。早在二千多年前，《素问·脏气法时论》中就指出："五谷为养，五果为助，五畜为益，五菜为充，气味合而服之，以补精益气。"《素问·五常政大论》也说："谷、肉、果、菜、食养尽之。"全面概述了饮食的主要组成内容。其中，以谷类为主食品，肉类为副食品，用蔬菜来充实，以水果为辅助。人们必须根据需要，兼而取之。这样调配饮食，才会供给人体需求的大部分营养，有益于人体健康。从现代科学研究来看，谷类食品含有糖类和一定数量的蛋白质；肉类食品中含有蛋白质和脂肪；蔬菜、水果中含有丰富的维生素和矿物质。这些食物相互配合起来，才能满足人体对各种营养的需求。如果不注意食品的合理调配，就会影响人体对所需营养物质的摄取，于健康无益。在实际生活中，要根据合理调配这一原则，结合具体情况，有针对性地安排饮食，对身

体健康是十分有益的。

中医学认为，饮食都具有温、热、寒、凉、平的特性，还有酸、苦、辛、咸、甘等五味，中医营养膳食选择食物的性味必须与人或疾病的属性相适应。一般而言，寒凉食物，多用来治疗热证和阳性体质。温热食物，可以温阳、散寒，多用于寒证和阴性体质。平性食物，对热证或寒证均可配用，尤其是对那些虚不受补、实不敢泻者，更为适宜。食物的五味与人体五脏有一定的对应关系，因此，在利用食物治病养生中应注意五脏所喜及所禁，如《灵枢·五禁》中提到“五禁”原则，即“肝病禁辛，心病禁咸，脾病禁酸，肾病禁甘，肺病禁苦”，主张与病相宜则食，与身为害则禁。

（十八）饮食宜细嚼慢咽，勿暴饮暴食，用餐时应专心，并保持心情愉快。进食保健，主要指饮食宜细嚼慢咽，勿暴饮暴食，用餐时应专心，并保持心情愉快。进食保健关系到饮食营养能否更好地被机体消化吸收，故应予以足够重视

❶ 进食细嚼慢咽，勿暴饮暴食

这是指吃饭时应该从容缓和，细嚼慢咽。《养病庸言》说：“不论粥饭点心，皆宜嚼得极细咽下。”这样进食既有利于各种消化液的分泌，食物易被消化吸收；又能稳定情绪，避免急食暴食，保护肠胃。急食则食下不易化，暴食则会骤然加重肠胃负担，还容易发生噎、呛、咳等意外，是应当予以重视的。

❷ 用餐时宜专心，即食宜专致

《论语·乡党》中说：“食不语。”进食时，应该将头脑中的各种琐事尽量抛开，把注意力集中到饮食上来。进食专心致志，既可品尝食物的味道，又有助于消化吸收，更可以有意识地使主食、蔬菜、肉、蛋等食品杂

合进食，做到“合理调配”，同时，也可增进食欲。古人所说的“食不语”及“食勿大言”(《千金翼方》)，就是要人们在吃饭时专心致志，说明自古以来，早已认识到专心进食有利于消化的道理。倘若进食时，头脑中仍思绪万千，或边看书报边吃饭，没有把注意力集中在饮食上，心不在“食”，那么，也不会激起食欲，纳食不香，自然影响消化吸收，这是不符合饮食养生要求的。

❸ 进食时应保持心情愉快

安静愉快的情绪有利于胃的消化，乐观的情绪和高兴的心情都可使食欲大增，这就是中医学中所说的肝疏泄畅达则脾胃健旺。反之，情绪不好，恼怒嗔恚，则肝失条达，抑郁不舒，致使脾胃受其制约，影响食欲，妨碍消化功能。古有“食后不可便怒，怒后不可便食”之说。故于进食前后均应注意保持乐观情绪，力戒忧愁恼怒，不使其危害健康。进食时，要使情绪舒畅乐观，可以从以下几个方面着手：

①进食环境要宁静、整洁：这对稳定人的情绪是很重要的。喧闹、嘈杂及脏乱不堪的环境往往影响人的情绪和食欲。

②进食的气氛要轻松愉快：进食过程中，不回忆、不谈论令人不愉快的事情，不急躁，不争吵，保持轻松愉快的气氛。

③轻松、柔和的乐曲有助于消化吸收：《寿世保元》中说：“脾好音声，闻声即动而磨食。”故在进食时，放一些轻柔松快的乐曲，有利于增进食欲及加强消化功能。

（十九）早餐要好，午餐要饱，晚餐要少

饮食有节，就是饮食要有节制。这里所说的节制，包含两层意思，一是指进食的量，一是指进食的时间。所谓饮食有节，即进食要定量、定时。《吕氏春秋·季春纪》说：“食能以时，身必无灾，凡食之道，无饥无饱，是

之谓五脏之葆。”就是这个意思。

❶ 饮食定量

定量是指进食宜饥饱适中。人体对饮食的消化、吸收、输布，主要靠脾胃来完成。进食定量，饥饱适中，恰到好处，则脾胃足以承受。消化、吸收功能运转正常，人便可及时得到营养供应，以保证各种生理功能活动。反之，过饥或过饱都对人体健康不利。

过分饥饿，则机体营养来源不足，无以保证营养供给。消耗大于补充，就会使机体逐渐衰弱，势必影响健康。反之，饮食过量，在短时间内突然进食大量食物，势必加重胃肠负担，食物停滞于肠胃，不能及时消化，就影响营养的吸收和输布；脾胃功能因承受过重，亦会受到损伤。其结果，都难以供给人体生命所需要的足够营养。气血化生之源不足，必然导致疾病的发生，有害健康。《管子》说：“饮食节……则身利而寿命益。”“饮食不节……则形累而寿命损。”《备急千金要方・养性序》进而指出：“不欲极饥而食，食不可过饱；不欲极渴而饮，饮不可过多。饱食过多，则结积聚，渴饮过多，则成痰澼。”人在大饥大渴时，最容易过饮过食，急食暴饮。所以在饥渴难耐之时，亦应缓缓进食，避免身体受到伤害。当然，在没有食欲时，也不应勉强进食，过分强食，脾胃也会受伤。《吕氏春秋・孟春纪》说：“肥肉厚酒，务以自强，命曰烂肠之食。”《素问・痹论》说：“饮食自倍，肠胃乃伤。”梁代陶弘景在《养性延命录》也指出：“不渴强饮则胃胀，不饥强食则脾劳。”这些论述都说明了节制饮食定量的重要养生意义。

❷ 饮食定时

定时是指进食宜有较为固定的时间，早在《尚书》中就有“食哉惟时”之论。有规律的定时进食，可以保证消化、吸收机能有节奏地进行活动，脾胃则可协调配合，有张有弛。饮食物则可在机体内有条不紊地被消化、吸收，并输布全身。如果食无定时，或零食不离口，或忍饥不食，打乱胃肠消化的正常规律，都会使脾胃失调，消化能力减弱，食欲逐渐减退，有损健康。

我国传统的进食方法是一日三餐。若能经常按时进餐，养成良好的饮食习惯，则消化功能健旺，于身体是大有好处的。

定量、定时是保护消化功能的调养方法，也是饮食养生的一个重要原则，历代养生家都十分重视这个问题，例如，孙思邈在《备急千金要方》中指出："食欲数而少，不欲顿而多。"这即进食适度的意思。一日之内，人体的阴阳气血因昼夜变化而盛衰各有不同。白天阳气盛，故新陈代谢旺盛，需要的营养供给也必然多，故饮食量可略大；夜晚阳衰而阴盛，多为静息入寝，故需要的营养供给也相对少些。因而，饮食量可略少，这也有利于胃肠的消化功能。所以，自古以来，就有"早饭宜好，午饭宜饱，晚饭宜少"之说。

早饭宜好：经过一夜睡眠，人体得到了充分休息，精神振奋，但胃肠经一夜时间，业已空虚，此时若能及时进食，则体内营养可得到补充，精力方可充沛。所谓早饭宜好，是指早餐的质量，营养价值宜高一些，精一些，便于机体吸收，提供充足的能量。尤以稀、干搭配进食为佳，不仅摄取了营养，也感觉舒适。

午饭宜饱：中午饭具有承上启下的作用。上午的活动告一段落，下午仍需继续进行，白天能量消耗较大，应当及时得到补充。所以，午饭要吃饱，所谓"饱"是指要保证一定的饮食量。当然，不宜过饱，过饱则胃肠负担过重，也影响机体的正常活动和健康。

晚饭要少：晚上接近睡眠，活动量小，故不宜多食。如进食过饱，易使饮食停滞，增加胃肠负担，会引起消化不良，影响睡眠。所以，晚饭进食要少一些。也不可食后即睡，宜小有活动之后入寝。《备急千金要方·道林养性》说："须知一日之忌，暮无饱食。""饱食即卧乃生百病。"

（二十）饭前洗手，饭后漱口

养成饭前洗手，饭后漱口的卫生习惯，对于预防疾病、延年益寿大有益处，尤其在传染病高发期，勤洗手，可以预防多种传染疾病。

饭前洗手，是为了将在工作和生活中接触到的不干净或不卫生的东西清洗干净，以免在吃饭时将病菌带入体内造成疾病。日常生活劳动中，我们的双手要接触大量的物品，这些物品上都难免带有各种各样的病毒、细菌和各种寄生虫的虫卵。如在吃饭前不认真洗手，用带有大量病菌的手去抓拿食品来吃，手及指甲上的各种病菌就会随着所吃的食物进入体内，从而传染上肠炎、痢疾、伤寒、肝炎、蛔虫病等消化道传染病，也容易感染流感、肺炎等呼吸系统疾病。因此，饭前洗手是防止病从口入的有利方法，是有科学道理的。特别是儿童和从事服务工作的人员，由于接触面较广，更应该养成饭前洗手的良好习惯。

饭后漱口，是为了清洁口腔中残留的食物残渣，是保护牙齿的重要方法。漱口刷牙是人人都会做的事情。然而，正确的漱口刷牙的时间和方法不一定是人人能够做到的。一般情况下，大多数人都是早晨起床后漱口刷牙，这样做对口腔卫生和口腔保健是远远不够的。当人们吃完饭，食物残渣难免停留在牙齿间隙之中，如果饭后不能及时漱口刷牙，清除牙齿间隙中残留的食物，时间久之，牙齿间隙中残留的食物就会在口腔内发酵产生大量的细菌和酸性物质，就会腐蚀牙齿，导致口腔疾病或牙周炎、龋齿等牙病，影响身体健康，严重者可引起很多全身性疾病。所以，正确的漱口刷牙时间应是每次吃完饭后半小时之内最好。每次刷牙应先用温水含漱口腔数次，将口中大部分残留食品清漱干净。再用牙刷轻轻将牙齿表面及牙齿间隙刷净，对挤在牙缝中不能刷出的肉丝或食物纤维，可用牙线剔出，最好不要用牙签硬剔，以免损伤牙龈。

（二十一）妇女有月经期、妊娠期、哺乳期和更年期等生理周期，养生保健各有特点

妇女在解剖上有胞宫，在生理上有月经、胎孕、产育、哺乳等特点，其脏腑经络气血活动的某些方面与男子有所不同。妇女又具有感情丰富的心理特点，精血神气颇多耗损，极易气血亏虚。《备急千金要方》中说：“妇人

之别有方者，以其始妊生产崩伤之异故也。”又说：“女人嗜欲多于丈夫，感病倍于男子，加以慈恋爱憎嫉妒忧恚……所以为病根深，疗之难瘥。故养生之家，特须教子女学习此三卷妇人方，令其精晓。”做好妇女的卫生保健，有着特殊重要的意义。他们的健康不仅影响自身寿命，还关系到子孙后代的体质和智力发展。为了预防并减少妇女疾病的发生，保证妇女的健康长寿，除了注意一般的卫生保健外，尚须注重经期、孕期、产褥期、哺乳期及更年期的卫生保健。

1 经期保健

《景岳全书·妇人规》论月经病的病因时说：“盖其病之肇端，则或思虑，或由郁怒，或以积劳，或以六淫饮食。”可见，经期应当于饮食、精神、生活起居各方面谨慎调摄。

（1）保持清洁：行经期间，血室正开，邪毒易于入侵致病，必须保持外阴、内裤、卫生用品的清洁，勤洗勤换内裤，并置于日光下晒干。洗浴宜淋浴，不可盆浴、游泳，严禁房事、阴道检查。如因诊断必须做阴道检查者，应在消毒情况下进行。

（2）寒温适宜：《女科经论》说：“寒温乖适，经脉则虚，如有风冷，虚则乘之。邪搏于血，或寒或温，寒则血结，温则血消，故月经乍多乍少，为不调也。”指出经期宜加强寒温调摄，尤当注意保暖，避免受寒，切勿涉水、淋雨、冒雪、坐卧湿地、下水田劳动。严禁游泳、冷水浴，忌在烈日高温下劳动。否则，每致月经失调、痛经、闭经等。

（3）饮食宜忌：月经期间，经血溢泄，多有乳房胀痛、少腹坠胀、纳少便溏等肝强脾弱现象，应摄取清淡而富有营养之食品。忌食生冷、酸辣辛热香燥。多食酸辣辛热香燥之品，每助阳耗阴，致血分蕴热，迫血妄行，令月经过多。过食生冷则经脉凝涩，血行受阻，致使经行不畅、痛经、闭经。也不宜过量饮酒，以免刺激胞宫，扰动气血，影响经血的正常进行。

（4）调和情志：《校注妇人良方》指出：“积想在心，思虑过度，多致劳损……盖忧愁思虑则伤心，而血逆竭，神色失散，月经先闭……若五脏伤遍则死。自能改易心志，用药扶持，庶可保生。”强调情志因素对月经的影响极大。经期，经血下泄，阴血偏虚，肝失濡养，不得正常疏泄，每产生紧张忧郁、烦闷易怒之心理，出现乳房胀痛、腰酸疲乏、少腹坠胀等症。因此，在经前和经期都应保持心情舒畅，避免七情过度。否则，会引起脏腑功能失调，气血运行逆乱，轻则加重经间不适感，导致月经失调，重则闭经等。

（5）活动适量：经期以溢泻经血为主，需要气血调畅。适当活动有利于经行畅利，减少腹痛，但不宜过劳，要避免过度紧张疲劳、剧烈运动及重体力劳动。若劳倦过度则耗气动血，可致月经过多、经期延长、崩漏等。

❷ 妊娠期保健

妊娠期保健是指从受孕至分娩这段时间，为促进胎儿智力和体质的良好发育所采取的一系列有利于孕妇和胎儿身心健康的保健措施。即古人所讲的养胎、护胎的全部内容。

明代医家万全于《妇女秘科》中说："妇女受胎之后最宜调饮食，淡滋味，避寒暑，常得清纯和平之气，以养其胎，则胎元完固，生子无疾。"胎婴在腹，依赖母体脏腑精血营养而生长发育，孕妇的健康状况直接影响胎儿的发育、禀赋及其一生的健康和寿命。必须注重胎孕保健，如若保养不慎，可致胎萎不长、流产，或使孕妇多病，胎儿禀赋异常，往往产生先天性疾患、先天性畸形。

（1）饮食调摄：调节孕妇饮食，目的在于滋生气血，使胎儿化育有源，并为分娩、哺乳打下基础。孕妇的饮食当以新鲜清淡、富有营养、易于消化、饥饱适中为原则，又当谨慎忌宜。而且，在不同阶段有不同要求。

孕早期（自受孕至妊娠 3 月）：胎儿发育缓慢，加上妊娠反应，饮食宜少而精。孕妇可选择适合自己口味的食品及略带酸味的开胃之品，以新鲜蔬菜瓜果为佳，忌食辛辣刺激之品，以免加重恶阻。

孕中期（妊娠 4 ～ 7 月）：胎儿增长加快，孕妇宜摄食富有蛋白质、钙、磷的食品。稻谷、豆类及肉鱼蛋类含有丰富的蛋白质。钙含于蛋黄、乳类、虾皮、动物骨骼及绿叶蔬菜中，磷存在于黄豆、鸡肉、羊肉中。食用这些食品，可以生肌壮骨、益髓补脑，有助于胎儿发育。

中晚期（妊娠 8 ～ 10 月）：胎儿生长发育特别迅速，又是大脑发育的关键时刻，要储存的营养也特别多，孕妇应多吃优质蛋白，注意动物蛋白与植物蛋白的搭配食用，少吃盐和碱性食物，防止水肿。

孕妇当忌食辣椒、胡椒等刺激性食物，螃蟹等易过敏之食物及獐兔野味，宜戒烟酒，勿饮浓茶。现代医学研究证明，孕妇嗜好烟酒，有可能出现畸胎和先天性疾病，还有可能造成流产、早产、死胎，出生婴儿智力低下和发育不良。

（2）谨慎起居：妇女怀孕以后，气血聚于冲任养胎，卫外功能低下，易为外邪乘袭致病。邪气迫伤于胎，可致各种胎病，甚则流产。因此，要谨慎起居，科学地安排作息时间，早起早睡，规律地工作、学习与生活。要顺应四时气候的变化，增减衣衫，以避寒暑。孕妇的生活环境宜幽静雅致，有利于稳定孕妇的情绪，使胎儿能安其所居。

胎损常起于动作不慎。《产孕集》提出：孕妇“毋登高，毋用力，毋疾行，毋侧坐，毋曲腰，毋跛倚，毋高处取物，毋向非常处大小便，毋久立久坐，毋久卧，毋犯寒热”。此外，还应谨防碰撞腹部，避免接触铅、汞、苯、砷等有害物质和放射线辐射，不宜经常往来于公共场所，以防患传染病，导致伤胎或流产。

孕妇应保持二便通畅。要养成定时排便的习惯，多喝水，多吃含纤维素多的新鲜蔬菜及瓜果。若便秘仍不得缓解或排尿困难，应及时去医院治疗。

（3）劳逸适度：《产孕集》提出，孕妇应劳逸适度，“不可过逸，逸则气滞，不可过劳，劳则气衰”。适当运动可促进孕妇和胎儿的血循环，有利于胎儿发育，也有利于分娩顺利进行。过劳则动伤气血，对胎元不利；过逸则气滞，也不利于胎儿发育。在妊娠的不同阶段，劳逸的安排有所不同。

孕早期，由于妊娠反应食欲差，应“不为力事”“无太疲劳”（徐之才《逐月养胎法》）。只可做一般的家务劳动，切勿搬抬、举重。晚间操作、重体力劳动均不适宜，也不宜长途颠簸，应常户外散步，呼吸新鲜空气，接受阳光。

妊娠中期，不可过于安逸，应从事一定的体力劳动和适量的运动，如太极拳、气功、旅游等，有利于消化和睡眠，但应避免骑马、骑自行车、赛跑等剧烈运动。

妊娠后期，应当以逸为主，但不宜久卧贪睡，可常散步，适当活动，俟时而生。

孕妇要有充足的睡眠，每晚应保证 8 小时的睡眠时间，到了妊娠后期，每日中午应卧床休息 1 小时。临产前数周，应再增加睡眠时间，睡姿宜取左侧卧。

（4）讲卫生，宽衣着：孕妇宜常洗澡，勤换衣裤，保持皮肤清洁。提倡淋浴，水温要适当。避免坐盆沐浴，以免脏水灌入阴道，引起感染。此外，每日须清洗外阴。怀孕六个月后要经常擦洗乳头，预防产后哺乳时乳头凹陷，宜常用手将乳头向外牵拉。每日早晚要刷牙，条件许可者，每餐后都刷牙，以免口腔感染及牙齿疾病而引起产后感染。

孕妇的居室宜勤打扫，保持清洁和空气流通。

孕妇的衣着宜轻松宽大舒适，不要紧束胸部和腰部，以免影响气血运行和胎儿发育。穿鞋应大小合适，鞋底宜厚不宜硬，忌穿高跟鞋。

（5）节房事：《幼幼集成·保产论》提出："古者妇人怀孕，即居侧室，与夫异寝，以淫欲最当所禁。"主张孕妇清心寡欲，分房静养。妊娠早期和产前三个月尤应谨戒房事。孕早期房事不节，相火动于内，阴气泄于外，可致胎毒、胎漏、流产。孕后期房室无度，往往引起半产、难产，即幸不堕，生子亦必愚鲁多疾早夭。孕妇在怀孕中期，如果身体健康，胎儿比较稳定，可以适当同房。怀孕晚期，尽量避免行房，这是由于孕妇手脚水肿比较严重，这个时期行动不方便，行房动作过激也会引起宫缩，造成早产。近几年国内外的研究证实，临产前一个月性生活频繁，其羊水感染及胎儿死亡率就高，而羊水感染之胎儿，日后智商低者比对照组高，新生儿黄疸通常高1倍。

（6）审慎用药：妊娠期母体各系统都发生了一系列的生理变化，如果用药不当，可能造成医源性疾病，还会损胎致畸，甚则引起难产、流产。

孕妇无病，不可乱服药石，以免妄伐无辜，过服补药，可引起胎大难产。孕妇患病，应及早治疗，但须掌握"病去母安，胎亦无殒"的原则。既不为妊娠用药禁忌框框所缚，也须慎重从事。

西药中有些药物对胎儿影响更大，如安定、阿司匹林、四环素、抗癫痫药等，一般情况下不用这些药，必须使用时须遵医嘱。

3 产褥期保健

产后6～8周时间属产褥期。由于分娩时耗气失血，机体处于虚弱多瘀的状态，需要较长时间的精心调养。《备急千金要方·求子》指出："妇人产讫，五脏虚羸。""所以妇人产后百日以来，极须殷勤、忧畏，勿纵心犯触，及即便行房，若有所犯，必身反强直，犹如角弓反张，名曰蓐风。"产后调摄对于产妇的身体恢复、婴儿的哺乳具有积极意义。

（1）休息静养，劳逸适度：产后充分休息静养，有利于生理功能的恢复。产妇的休息环境必须清洁安静，室内要温暖舒适、空气流通。冬季宜注意保暖，预防感冒或煤气中毒。夏季不宜紧闭门窗、衣着过厚，以免发生中暑。但是，不宜卧于当风之处，以免邪风乘虚侵袭。

产后24小时必须卧床休息，以恢复分娩时的疲劳及盆底肌肉的张力，不宜过早操劳负重，避免发生产后血崩、阴挺下脱等病。睡眠要充足，要经常变换卧位，不宜长期仰卧，以免子宫后倾。然而，静养绝非完全卧床，除难产或手术产外，一般顺产可在产后24小时起床活动，并且逐渐增加活动范围，以促进恶露畅流、子宫复元，恢复肠蠕动，令二便通畅，有利于身体康复。

（2）增加营养，饮食有节：产妇于分娩时，身体受到一定耗损，产后又需哺乳，加强营养，实属必要。然而，必须注意补不碍胃，不留瘀血。当忌食油腻和生冷瓜果，以防损伤脾胃和恶露留滞不下，也不宜吃辛热伤津之食，预防大便困难和恶露过多。产妇的饮食宜清淡可口、易于消化吸收，又富有营养及足够的热量和水分。产后1～3天的新产妇可食小米粥、软饭、炖蛋和瘦肉汤等。此后，凡蛋、奶、肉、骨头汤、豆制品、粗粮、蔬菜均可食用，但需精心细做，水果可放在热水内温热后再吃。另外，可辅佐食疗进补，以助机体恢复。如脾胃虚弱者可服山药扁豆粳米粥，肾虚腰疼者食用猪腰子菜末粥，产后恶露不畅者可服当归生姜羊肉汤或益母草红糖水、醪糟等。饮食宜少量多餐，每日可进餐四五次，不可过饥过饱。

（3）讲究卫生，保持清洁：产褥期因有恶露排出，产后汗液较多，且血室正开，易感邪毒，故宜经常擦浴、淋浴，更需特别注意外阴清洁，预防感染。每晚宜用温开水洗涤外阴，勤换会阴垫。如有伤口，应使用消毒敷料，亦可用药液熏洗，有利于消肿止痛。内衣裤要常洗晒，产后百日之内严禁房事。产后四周不能盆浴，以防邪毒入侵引发其他疾病，不利于胞宫恢复。产褥期应注意二便通畅。分娩后往往缺乏尿感。应设法使产妇于产后4～6小时排尿，以防胀大的膀胱影响子宫收缩。如若产后4～8小时仍不能自解小便，应采取措施。产后因卧床休息，肠蠕动减弱，加之会阴疼痛，常有便秘，可给番泻叶促使排便。

此外，产妇分娩已重伤元气，需给予关心体贴，令其情怀舒畅，可以防止产后病的发生。

4 哺乳期保健

哺乳期的妇女处于产后机体康复的过程，又要承担哺育婴儿的重任，该期保健对母子都很重要。

（1）哺乳卫生：产后将乳头洗净，在乳头上涂抹植物油，使乳头的积垢及痂皮软化，然后用肥皂水及清水洗净。产后 8 ～ 12 小时即可开奶。每次哺乳前，乳母要洗手，用温开水清洗乳头，避免婴儿吸入不洁之物。哺乳后也要保持乳头清洁和干燥，不要让婴儿含着乳头入睡。如仍有余乳，可用手将乳汁挤出，或用吸奶器吸空，以防乳汁淤积而影响乳汁分泌或发生乳痈。刚开始哺乳时，可出现蒸乳反应，乳房往往胀硬疼痛，可局部热敷，使乳络通畅，乳汁得行，也可用中药促其通乳。若出现乳头皲裂成乳痈，应及时医治。

哺乳要定时，这样可预防婴儿消化不良，有利于母亲的休息。一般每隔 3 ～ 4 小时一次，哺乳时间为 15 ～ 20 分钟。哺乳至十个月左右可考虑断奶。

（2）饮食营养：《类证治裁》说："乳汁为气血所化，而源出于胃，实水谷之精华也。"产后乳汁充足与否、质量如何，与脾胃盛衰及饮食营养密切相关。乳母应加强饮食营养，增进食欲，多喝汤水，以保证乳汁的质量和分泌量。忌食刺激性食品，勿滥用补品。如乳汁不足，可多喝鱼汤、鸡汤、猪蹄汤等。若乳汁自出或过少，需求医诊治。

（3）起居有常，调畅情志，注意避孕：疲劳过度，情志郁结，均可影响乳汁的正常分泌，乳母必须保持心情舒畅，起居有时，劳逸适度。还要注意避孕，用延长哺乳作为避孕的措施是不可靠的。最好用避孕工具，勿服避孕药，以免抑制乳汁的分泌。

（4）慎服药物：许多药物可以经过乳母的血循环进入乳汁。例如，乳母服大黄可使婴儿泄泻。现代研究表明，阿托品、四环素、红霉素、苯巴比妥及磺胺类都可从乳腺排出。如长期或大量服用，可使婴儿发生中毒。因此，乳母于哺乳期应慎服药物。

⑤ 更年期保健

妇女在 45 ～ 50 岁进入更年期。更年期是女性生理机能从成熟到衰退的一个转变时期，亦是从生育机能旺盛转为衰退乃至丧失的过渡时期。由于肾气渐衰，冲任二脉虚惫，可致阴阳失调，出现头晕目眩、头痛耳鸣、心悸失眠、烦躁易怒或忧郁、月经紊乱、烘热汗出等症，称为更年期综合征，症状表现轻重因人而异。如果调摄适当，可避免或减轻更年期综合征，或缩短反应时间。更年期的妇女应注意几个问题。

（1）自我稳定情绪：更年期妇女应当正确认识自己的生理变化，解除不必要的思想负担，排除紧张恐惧、消极焦虑的心理和无端的猜疑。避免不良的精神刺激。遇事不怒。心中若有不快，可与亲朋倾诉宣泄。可根据自己的性格爱好选择适当的方式怡情养性。要保持乐观情绪，胸怀开阔，树立信心，度过短暂的更年期，又会重新步入人生坦途。

（2）饮食调养：更年期妇女的饮食营养和调节重点是顾护脾肾、充养肾气，调节恰当可以从根本上预防或调治其生理功能的紊乱。更年期妇女其肾气衰，天癸将竭，月经频繁，经血量多，经期延长，往往出现贫血，可选食鸡蛋、动物内脏、瘦肉、牛奶等高蛋白食物及菠菜、油菜、西红柿、桃、橘等绿叶蔬菜和水果纠正贫血。患有阴虚阳亢型的高血压患者，可摄食粗粮（小米、玉米渣、麦片等）、蕈类（蘑菇、香菇等）、芹菜、苹果、山楂、酸枣、桑椹、绿茶等以降压安神，应当少吃盐，不要吃刺激性食品，如酒、咖啡、浓茶、胡椒等。平时可选食黑木耳、黑芝麻、胡桃等补肾食品。

（3）劳逸结合：更年期妇女应注重劳逸结合，保证睡眠和休息。但是过分贪睡反致懒散萎靡，不利于健康。只要身体状况好，就应从事正常的工作，还应参加散步、太极拳、气功等运动量不大的体育活动及力所能及的劳动，以调节生活，改善睡眠和休息，避免体重过度增加。要注意个人卫生。

（4）定期做好身体检查：对于更年期综合征患者，除了注意情志、饮食、起居、劳逸外，适当对症合理用药是必要的，可以改善症状。尤其要注意定期检查。女性更年期常有月经紊乱，也是女性生殖器官肿瘤的好发年龄，若出现月经来潮持续 10 天以上仍不停止，或月经过多而引起贫血趋势时，则需就医诊治。若绝经后阴道出血或白带增多，应及时就诊做有关检查，及时处理。在更年期阶段，最好每隔半年至一年做一次体检，包括防癌刮片，以便及早发现疾病，早期治疗。

（二十二）不抽烟，慎饮酒，可减少相关疾病的发生

1 戒烟

（1）吸烟的害处：吸烟有害健康，人所共知。吸烟是导致一系列慢性病，包括肿瘤、肺病和心血管病的主要危险因素之一。自觉养成不吸烟的个人卫生习惯不仅有益于健康，而且也是一种高尚公共卫生道德的体现。烟草的烟雾中至少含有三种对人体有危险的化学物质：焦油、尼古丁和一氧化碳。焦油是由几种物质混合成的，在肺中会浓缩成一种黏性物质；尼古丁是一种会使人成瘾的药物，由肺部吸收，主要是对神经系统产生影响；一氧化碳能减低红细胞将氧输送到全身的能力。一个每天吸 15 ～ 20 支香烟的人，其患肺癌、口腔癌或喉癌致死的概率要比不吸烟的人高 14 倍；其易患食道癌致死的概率比不吸烟的人高 4 倍；死于膀胱癌的概率要高 2 倍；死于心脏病的概率也要高 2 倍。吸香烟是导致慢性支气管炎和肺气肿的主要原因，而慢性肺部疾病本身也增加了得肺炎及心脏病的危险，并且吸烟也增加了高血压的危险。有资料表明，长期吸烟者的肺癌发病率比不吸烟者高 10 ～ 20 倍，喉癌发病率高 6 ～ 10 倍，冠心病发病率高 2 ～ 3 倍，循环系统发病率高 3 倍，气管炎发病率高 2 ～ 8 倍。有人调查了 1000 个家庭，发现吸烟家庭 16 岁以下的儿童患呼吸道疾病的比不吸烟家庭更多。5 岁以下儿童，在不吸烟家庭，33.5% 有呼吸道症状，而吸烟家庭却有 44.5% 有呼吸道症状。吸烟对女性有特殊危险，吸烟的妇女如果正使用口服避孕药，会增加心脏疾病发作和下肢静脉血栓形成的机会；吸烟孕妇的胎儿易发生早产和体重不足，婴幼儿期免疫功能降低，容易生病。据统计，孕妇被动吸烟的婴儿致畸率明显增高。

古代医家以“烟草火”命名吸烟产生的烟雾。如《本草纲目拾遗·卷

二·火部》称烟草之烟雾为“烟草火”，很形象地表述了烟草烟雾的特征与性状。又如《本经逢原·卷一》：“至于烟草之火，方书不录，惟《朝鲜志》见之，始自闽人吸以祛瘴，向后北人借以辟寒，今则遍行寰宇，岂知毒草之气，熏灼脏腑，游行经络，能无壮火散气之虑乎？”说明古代医家已经认识到烟草使用对人体的危害已经广泛存在。

医家吴澄在《不居集》一书中列有《烟论》一章，提出了“虚损之人，最易戒此”的观点。他认为“无病之人频频熏灼，津固液枯，暗损天年”，指出吸烟是妄损脏腑、无益长寿的恶习，是造成脏腑虚损的原因之一。清代医家吴仪洛在《本草从新》中将烟草归为毒药类，指出吸烟能够导致“喉风咽痛、咳血、失音之症”，发出了“卫生者易远之”的告诫。清代医学家赵学敏指出，烟草“耗肺损血，世多阴受其祸而不觉”，在其著作《本草纲目拾遗》一书中，将吸烟的危害归纳为“伤气、伤神、损血、损容、耗肺、折寿”，劝告人们“宜远之”“宜戒之”。

中医学认为吸烟致病归属内伤范畴。首先，烟草烟雾是人为产生的气体。烟草虽然是自然存在的生物，然而香烟的生产与使用却是人为的。其次，烟雾的吸入有主动与被动之别。主动吸烟者，出于自愿，其从口鼻进入吸烟者肺内，属于内因。吸入二手或者三手烟，则属于被动吸入外界烟雾，烟雾从口鼻入肺，目前称为环境性吸烟，应该归于环境因素。吸烟烟雾进入人体的途径虽有不同，但对于人体造成的危害并无差异。按照中医病因分类方法，饮食失节、嗜酒都属于内伤。同理，烟雾系人为产生并被吸入体内的有害气体，属内伤范畴较为妥当。

烟草以草木为体。草木之属，生于春，长于夏，收于夏秋。其生长收藏与众多草木本无区别。烟雾具有火热之性。烟草为草木，草木能生火。研究发现，烟草点燃时的温度高达700℃以上，因此，烟雾首先具有火热之性。烟雾生燥。吸烟者经常有口干、口渴的感觉，烟雾因火热而生燥邪。烟雾属秽浊之邪。吸烟者常常有着浊腻舌苔，或白或黄或秽；又烟雾缭绕之所，常常令人呼吸不畅、咳嗽、憋闷、窒息，或见面秽无华等，故烟雾又系秽浊之邪。烟草有毒。《本草纲目拾遗·卷二》引陈良翰云：“烟叶生者有毒，人食之即中毒，发病难治。”明朝末年姚旅露书云：“吕宋国有草名淡巴菰，一名金丝醺。烟气从管中入喉，能令人醉，亦辟瘴气，捣汁可毒头虱。”《药性考》：“烟草味辛性温，开郁，烧吸解倦。罨伤止血，烟油有毒，杀虫最捷。诸虫咬伤，涂之病失。烟有毒，中其毒者，煎胡黄连合茶服之。”又如《景岳全书》说：“或疑其能顷刻醉人，性必有毒。盖其阳气强猛，人不能胜，故下咽即醉。”因此，吸烟即是吸入火热秽浊之毒气。烟草烟雾集火、热、燥、涩、浊、秽、毒于一体，属于复合性致病因素，对五脏六腑都会造成不同程度的损伤。

（2）中医戒烟方法

①针灸戒烟：戒烟穴，其穴位于阳溪穴与列缺穴之间中点处，按之有一凹陷。吸烟者按压此穴通常会有明显疼痛，若自己能经常按压此穴，尤其是烟瘾发作时用力按压则有明显的抑制作用。针刺此穴，可达到明显效果。运用中医辨证，根据每位患者的情况，酌情配伍其他穴位，常选取的穴位有太冲、合谷、丰隆、神门等，取其平肝降火、清热化痰、镇静安神的功效。配合电针、穴位敷贴等可增强疗效。

②耳穴埋豆戒烟：使用耳穴贴压戒烟，必须取穴准确，才能取得较好的疗效。可选用神门、心、肺、内分泌等穴位，神门点有调节大脑皮层的兴奋与抑制的作用，能镇静、安神，是戒烟的主穴；心点有宁心安神、镇定除烦的作用；肺通于鼻，主气而司呼吸，与咽喉相关，刺激肺点、口点、气管点能使吸烟者产生对烟味的厌恶感，并使因吸烟而导致的咳嗽、痰多等症状得减。实践结果证实，耳针戒烟与味觉关系密切，大多数患者在治疗前后对烟味发生明显改变，耳穴贴压后变苦、变淡、变得无味，从而对吸烟的欲望明显降低或消失，最终停止吸烟。耳穴操作一般可由医生选准耳部穴位，贴压中药王不留行籽，以胶布固定，用食指、拇指按压至酸麻或疼痛始为得气。令吸烟者每日 3 ～ 5 次（有烟瘾时随时）自行用同侧食指、拇指按压，以局部发热、发胀痛为度，双耳交替施术。冬季贴压可停留于耳 5 ～ 7 天，夏季停留于耳 3 天左右。配合针刺可加强疗效。

③中药戒烟：烟性燥热刚烈，长期吸烟会使内热亢盛，耗伤人体津液，炼液为痰，痰热互结，还可导致脉络瘀阻。日久可导致阴虚内热，痰瘀互结，而诱发各种疾病。中药戒烟就是在以上中医辨证的基础上，开具适合戒烟患者服用的汤药或药茶，或清肺化痰，或化瘀通络，或滋阴清热。从根本上调节脏腑功能，平衡阴阳，控制烟瘾，恢复身体健康。

❷ 慎饮酒

酒为各种粮食与曲或果类酿成的一种饮品，分蒸馏酒（烧酒、白酒）与非蒸馏酒（黄酒、葡萄酒）两大类，都含有酒精（乙醇）。对于酒，人们毁誉参半。几千年来，人们跟酒结下了深厚情谊，每逢过年过节，招待亲朋时，沽酒欢叙可增加情谊和欢乐气氛。

中医学认为，酒味苦甘辛，性大热，有毒。入手足太阴、阳明、厥阴经、手少阳三焦经。具有活血脉、御风寒、行药势的作用，用治风寒痹痛、筋脉挛急、胸痹、心腹冷痛。虽然在医药上应用较多，但是无节制地饮酒则伤神损寿，甚则夺人性命。酒对于人体有两重性，如何取其利而避其弊，需要掌握科学方法。下面介绍健康饮酒的一些具体方法：

首先，饮酒宜少而不宜多。酒又是一味历史悠久的药，可舒筋活血、散寒祛风。少量饮酒可使人精神振奋、愉快，解除消极情绪。人在受凉之后或风寒初起时，饮少量酒还可防止感冒的发生和发展。

其次，饮酒时要慢慢饮，切忌"一饮而尽"，可以边饮酒边吃些菜肴（动物食品、豆制品、蔬菜等），是饮酒而又不影响健康的良法。

再次，饮酒要适时。不宜在空腹时喝酒，因为空腹喝酒，酒精在肠管吸收迅速，于 10 ～ 30 分钟后血浓度即可达于顶点。什么时候喝好呢？一般是在晚餐之时，小酌慢斟，恰到好处。

此外，注意酒后禁忌。一禁"醉以入房"。这是指酒喝太多后禁行房事，酒后行房事损害健康，若怀孕还会影响下一代的健康；二禁酒后开车；三禁酒后情绪激动和剧烈运动，大喊大叫，大怒或剧烈运动，易致肝气横逆，肝风内动，会发生中风等。

另外，需要提及的是药酒也有一定保健功效。药酒是指在酒中加入一定量的某种食品及药物等制成的酒，用来防病健身。如人参酒，可治神经衰弱、疲倦、心悸、气短、阳痿等；山楂酒，治劳动过度、身体疲倦和妇女痛经等；枸杞子酒，治肝肾虚损证的目暗、视弱、迎风流泪等目疾，还可美容；红花酒，治疗妇女血虚、血瘀性痛经等；白术酒，可坚齿，使面有光泽，除病延年。

（二十三）人老脚先老，足浴有较好的养生保健功效

脚位于人体位置的最低处，承载着全身的重量，步履轻快，精力充沛，是人体气足神旺的表现，就是通常人们所说的精神百倍的感觉。而当人感到精神疲惫的时候，往往最先感到腿脚发沉无力。可见，脚的健康状况关系到整个人体的健康状况。民间有句俗语，叫“人老脚先老”。当人们为家庭、事业日夜奔波，渐渐发现上楼不再轻松自在，长路步行脚软腿酸时，衰老随着精、神、气的减少而逐渐逼近。脚部保健则是延缓衰老的好方法。在中医的经脉学说中，足太阴脾经、足少阴肾经、足厥阴肝经均起于足部，足太阳膀胱经、足少阳胆经、足阳明胃经均止于足部。通过经脉在足底的交接会和，足底与全身脏腑器官密切相连。通过对足部的刺激能促进足部的血液循环和经脉运行，对全身进行调节。

足浴是通过水的温热作用、机械作用、化学作用或借助药物蒸气和药液熏洗的治疗作用，可疏通腠理，散风降温，透达筋骨，理气和血，从而达到增强心脑血管机能、改善睡眠、消除疲劳、消除亚健康状态、增强人体抵抗力等一系列保健功效。足浴保健疗法又分为普通热水足浴疗法和足药浴疗法。普通热水足浴疗法是指通过水的温热和机械作用，刺激足部各穴位，促进气血运行、畅通经络、改善新陈代谢，进而起到防病及自我保健的效果。足药浴疗法是指选择适当的药物、水煎后兑入温水，然后进行足药浴，让药液离子在水的温热作用和机械作用下通过黏膜吸收和皮肤渗透进入到人体血液循环，进而输布全身脏腑，达到防病、治病的目的。

足浴时，先将脚放入37℃左右的水中，然后让浴水逐渐变热至42℃左右即可保持水温，浴足时水通常要淹过踝部，且要时常蹉动。浴足时间不要少于30分钟，40分钟较适宜，这是普通热浴足方法。还有中药热浴足方法：每次浴足前先在水里放入煎煮过的药液（可兑水稀释），然后按普通热浴足的方法进行。

1. 足浴时要注意温度适中（最佳温度在 40 ～ 45℃），防止水温过高灼伤皮肤，尤其是昏迷、生活不能自理者，最好能让水温按足部适应逐步变热。

2. 足浴的时间在 30 ～ 40 分钟为宜，足浴时间内水温要保持，尤其进行足浴治疗时，只有保持一定的温度和确保规定的足浴时间，才能保证药物效力的最大限度发挥，从而起到治疗的效果。

3. 足药浴时，如给予足部以适当的物理刺激，如按摩、捏脚或搓脚等，有条件者也可使用具有加热和按摩功能的足浴盆进行足浴，效果更佳。

4. 饭前、饭后 30 分钟不宜进行足浴，由于足浴时，足部血管扩张，血容量增加，造成胃肠及内脏血液减少，影响胃肠的消化功能。饭前足药浴可能抑制胃液分泌，对消化不利；饭后立即足浴可造成胃肠的血容量减少，影响消化。

5. 足药浴治疗时，有些药物外用可起疱，或局部皮肤发红、瘙痒。有的病人属特异体质，用药后可出现过敏反应。出现这些症状后，应停止用药。

6. 足药浴所用外治药物，剂量较大，有些药物尚有毒性，故一般不宜入口。同时，足药浴治疗完毕后，应洗净患处，拭干。

7. 有传染性皮肤疾病者，如足癣病人，应注意自身传染和交叉传染的可能。同一家庭成员，最好各自使用自己的浴盆，以防止交叉感染或传播传染病。

8. 在进行足浴时，由于足部及下肢血管扩张，血容量增加，可引起头部急性缺血，出现头晕、头眩。出现上述症状时，可用冷水洗足，使足部血管收缩，血流充分流向头部，消除头部急性缺血，缓解症状。

9. 有出血等症状患者，不宜足浴。

（二十四）节制房事，欲不可禁，亦不可纵

《抱朴子》云：“长生之要，其在房中。”“服药千种，三牲之养，而不知

房中之术，亦无所益也。”这足见房事在养生中的重要作用。但房事养生是与精联系在一起的，动而少泄是为积蓄精气，进而达到养生延年的目的。性活动是一种补益活动，可使人快乐而强壮，还可以延年益寿。《素女经》记载：“今欲长不交接，为之奈何？素女曰：不可。天地有开阖，阴阳有施化；人法阴阳，随四时，今欲不交接，神气不宣布，阴阳闭隔，何以自补？……能知其道，乐而且强，寿即增延，色如华黄……不知行者，渐以衰损。”性生活还可以预防疼痛和瘀积疾病。《素女经》记载：“素女曰：阴阳不交，则生痛瘀之疾，故幽、闭、怨、旷多病而不寿。”

1 房事的保健作用

现代流行病学调查分析结果提示：长时间缺少性生活对健康长寿不利。苏联对长寿村的调查、日本对百岁老人的调查、我国在 1987 年对广西巴马县的长寿老人调查结果表明，长寿老人到晚年其配偶大多还健在，他们和谐、稳定的夫妻生活都比较长。国内外医学已证明结婚者长寿。反之，未婚、丧偶者中短命或体弱多病者很多。离婚者或配偶一方死亡者患病率增高。现代研究认为，适当的性生活可以刺激脑下垂体分泌激素，促进新陈代谢，有助于预防、推迟、减轻脑萎缩引起的痴呆。这说明正常适度、规律协调的性生活对降低患病率、死亡率、延长寿命，是有肯定的积极意义。现代医学研究认为，精液中含有大量的前列腺素、蛋白质、锌等重要物质。过频的性生活使之大量丢失，促使身体多种器官发生病理变化而加速衰老。同时，由于精子和性激素是睾丸产生的，失精过度，一方面加重睾丸的负担，同时，因“反馈作用”而抑制脑垂体前叶的分泌，导致睾丸萎缩，从而加速衰老。

（1）性生活是联结夫妻的纽带：性生活能带给夫妻之间的无穷快乐，能使一种性别在感性上领略异性身上的一切善良而美妙的内容。如果对性欲施以理性的调节和控制，则对家庭和社会的安定和谐，对人体的养生保健、预防和治疗生殖系统疾病，以及延年益寿，都起莫大的作用。

（2）性生活能产生天然“快乐激素”：过分的喜、怒、忧、思、悲、恐、惊出现时，性生活可以促进中枢神经系统释放内啡肽，这是一种使人镇静、止痛、轻松快乐和有益身心健康的天然生化物质，内啡肽又称为“快乐激素”。

（3）性生活有助于防病延寿：规律的性生活能刺激激素的分泌，如禁欲则导致性器官的萎缩和大脑萎缩。前者引起性欲下降和阳痿，后者导致记忆力和精力衰减甚至老年痴呆，这是用则进化、废用则退化的道理。

（4）性生活能使男女保持青春活力：性交刺激男性性腺分泌更多雄性激素，使男人更强壮；性交也能刺激女性性腺分泌更多雌激素，增强卵巢生理功能，月经正常，保持青春容颜，推迟更年期，有益于预防和减轻男女生殖系统的疾病。

（5）性生活能减轻女性的经前期综合征：女性在月经前期 5 ～ 7 天，盆腔内充血，感觉肿胀、痉挛；女性性交达到高潮，肌肉收缩，加速盆腔血液循环，尽快流入盆静脉，减轻盆腔充血的压力。

❷ 节欲保精是中医房事养生的基本思想

中医学认为精受之于先天，充养于后天，藏之于肾，关系到人的生长发育衰老过程及生殖能力，是维持生命活动的根本。精气的盛衰盈亏直接影响人的健康和寿夭，因此，惜精、养精、固精即成为养生防衰的关键。节欲保精，即是说房事应该适度，欲不可禁，亦不可纵，应有所节制，以使精气保持盈满，精足则神旺，神旺则生命富有活力，有利于抗衰防老。房事不节，过度纵欲，必耗伤精气。故常言道："纵欲催人老，房事促短命。"临床上常见到由于不注意节欲保精，欲念太过，施泄无度，精气亏耗而引发早衰，产生牙落、发鬓稀疏早白、视力减退、耳鸣耳聋、小便失禁、腰膝酸软、健忘、男子阳痿早泄、女子月经不调、白带频多、性欲淡漠等肾精亏损的症状。中国历代帝王多短寿，与他们荒淫无度、沉溺酒色的糜烂生活方式有很大的关系。而善于节欲保精的人大多可享天年，如唐代著名医家和养生家孙思邈倡导慎欲惜精并身体力行，活了百余岁，至百岁还为人治病、著书立说。

❸ 中医房事养生的理论及原则

房事是男女成熟之后的正常生理现象，中国古代养生家把它提高到法天象地的高度，以天地自然为法则，以阴阳的特性为规范。《素女经》指出："悟其理者，则养性延龄；慢其真者，伤神夭寿。"中医养生十分强调房事活动不能随心所欲，应该遵守一定的基本原则和法度，才能养生延年。

（1）欲不可早：当一个人进入青春发育期，性欲便开始萌动，但由于血气未定，还未成熟，色欲是养生大戒。所以孔子早有明训说：“少之时，血气未定，戒之在色。”元朝李鹏飞在《三元延寿参赞书》所说：“男破阳太早，则伤其精气；女破阴太早，则伤其血脉。”故青少年不可近欲。这说明“早欲”影响正常生理发育，危害健康。伤其阳气阴精，日后可能引起一些疾病，导致早衰。所以。宋朝陈自明在《妇人大全良方·求男论》中指出：“合男女必当其年。男虽十六而精通，必三十而娶；女虽十四天癸至，必二十而嫁。”就是正常的性生活必须在适合的年龄才可以。这种欲不可早的观点与我们现在提倡的婚嫁年龄基本一致，男子最好是30岁，女子为20岁。这就是说男女要阴阳发育完全而充实之后，再结婚怀孕生子，下一代也会强壮而能够健康长寿。若婚孕太早，会导致男女过早衰老。

（2）清心寡欲

房事养生原则重在身心和谐和节欲保精。清心，贵在修养。把精力投入到事业，学成一技之长，成长为一方面之专家，其乐无穷。正如《养生延命录》：“一有正念，而色念即消，此为上等治法。”寡欲，贵在远色。因为各种色情刺激，都可通过感官引起心绪不宁，欲火妄动。因此，要在日常生活中避免淫色秽语的书籍录像。若情不自禁，欲火中烧，则宜转移注意力，做其他有益的活动，可以熄灭欲火。

男女房事重在追求精神上爱欲满足，不以泄精为目的，适用于心有余而力不足的中年男子。当男女双方未能同时达到体交的条件时，就应该用神交。神交就是设法使男女在房中做到情投意合，情感交流，用语言、嬉戏、抚摩等手段，情动即止，神交体不交，气交形不交，达到神交愉悦。神交适合老年人的性生活。

（3）行房有度：中医学认为，精血同源，二者可互相促进和转化。精液精气是由血生成的，房劳过度，耗伤精血，心神倦怠，会导致体弱多病，早衰短命。因此，养生学特别强调节欲保精，养阴固精，强身健体。节欲保精的关键是：中壮年节欲，老年人少欲、断欲。

行房有度的“度”不是一个绝对概念。应根据自己的实际情况而定。有度，是指根据不同的年龄、体质、生活等具体情况，安排房事频度，既不强抑，也不超度。一般以次日不感疲劳，觉得身心舒适，精神愉快，工作效率高为原则。

《素女经》认为:“人年二十者，四日一泄；年三十者，八日一泄；年四十者，十六日一泄；年五十者，二十一日一泄；年六十者，即当闭精，勿复更泄也。若体力犹壮者一月一泄。凡人气力自相有强盛过人者，亦不可抑忍；久而不泄，致痈疽。若年过六十，而有数旬不得交接，意中平平者，可闭精不泄也。”因此，《备急千金要方》说:“欲不可纵。”“欲不可过。”“务存节欲，以广养生。”

性生活是男女婚后生活的重要内容，必须科学、合理地安排，才对双方的身心健康有益。强抑则抑郁生疾，超度则伤精耗血，均于健康不利。至于频度、行房次数，没有统一的标准和规定。一般以房事后次日感到身心舒适、精力充沛、无疲劳感为原则。若感到腰酸背痛、疲乏无力，表明房事过度，应及时调整节制。一般而言，青壮年夫妇每周一至两次属正常，老年人重在颐养，以少施泄为宜。中医学认为精是人体最宝贵的东西，大凡生病之人精气已经受到耗伤，加之再不节欲，那么正气愈加虚弱而无力抗邪。此时各种治疗、护理措施往往效果不大而使病情加重。纵欲无异于自己加害自己，其责任全在患者的自不爱惜。

（二十五）体质虚弱者可在冬季适当进补

冬季进补，是根据中医“春生、夏长、秋收、冬藏”的四时养生理论，指冬季对应五脏中的肾脏，适宜“封藏”，此时，可因人因地选择适宜的补益之品服用，能使营养物质易于被机体吸收蕴蓄，进而发挥更好的作用。

体质虚弱者，尤其适宜在冬季进补，但是体质虚弱者亦有不同的划分方式，一般将“虚人”分为四类，包括阴虚、阳虚、气虚、血虚，不同类型的体质虚弱的人需要进行不同的进补，尤其是冬季，不能盲目进补，以免进补不当。

❶ 阴虚

阴虚者冬季进补可选用六味地黄丸、左归丸等中成药；也可服用哈蟆油以补肾精、润肺养阴；或食用海参，对虚弱劳损、精血亏耗等有效。

❷ 阳虚

阳虚冬天怕冷者，进补宜选择具有补肾阳作用且温而不燥的助阳之品。可选用鹿茸片、参茸片、参茸补膏等；也可选用鹿茸血片或粉片，每次0.5g，隔水炖服。除服滋补药外，还可吃些狗肉、羊肉、牛骨髓等具有补气助阳、增加防寒作用的食物，这些都是补阳上品，在冬季可经常食用。

❸ 血虚

血气不足常有头昏眼花者，可选服有补益气血作用的阿胶浆、四物饮、参杞补膏、补气养血膏等中成药。同时可常食动物血、禽蛋、禽肉等进行食补。

❹ 气虚

气虚者常体倦无力、动则气喘者，可选用有健脾益肺、静心安神作用的人参、红参、生晒参等。方法：将参切碎，红参在火上烘软后切片，每日3～4g，放入小瓷碗内，加入半碗水，少量糖，隔水蒸炖，每天服1～2次。也可适量饮些豆浆、牛奶；还可炖红枣、桂圆、蹄髈、精肉等服食。

另外，进补时还应注意以下几点：一是服用人参进补时，忌食萝卜，以免影响人参的进补作用；二是凡有感冒发热、不思饮食、消化不良、呕吐腹泻等病症，都应暂停服用任何滋补品，待病愈后再进补；三是进补时忌进食过于甘腻的食物，忌过食生冷食品，以免妨碍对补药、补品的吸收；四是生命在于运动，人们不能光靠滋补品来维持身体的健康，还要参加适当的体育锻炼和力所能及的劳动，方能最终获得健康。

（二十六）小儿喂养不要过饱

小儿的生活不能自立，父母当精心护养，防止发生疾病与意外事故。《素问病机气宜保命集》指出，小儿“内无思想之患，外无爱慕之劳”，少有七情损伤为病。然而，不能自调寒暑，节饮食，易患肺与脾胃之疾。因此，少儿养生防病当以“节饮食，适寒暑，宜防微杜渐”为主。

❶ 合理喂养，节饮食

小儿生长发育迅速，体格、智力及脏腑功能均不断地趋向完善成熟，对各种营养物质的需要量较多，质量要求高。《幼幼集成·初生护持》指出：“盖儿初生，借乳为命。”母乳是婴儿最理想的天然食品，对六个月以下的小儿更适合。若无母乳或其他原因不能哺乳，可采用人工喂养，通常予以牛奶、羊奶、奶糕、豆浆等代乳品，鲜牛奶可作首选。若母乳不足或其他原因，不能全部用母乳喂养，可采用混合喂养。少儿不同阶段的食品应以营养充足、适应并促进发育为原则。及时添加辅食，并逐渐向成人膳食过渡。要注意食物品种的多样化及粗细粮、荤素菜的合理搭配。要特别注重提高幼童膳食中优质蛋白质的比重，让孩子食用足量的鱼、肉、蛋及豆类食物。肾气对人的生长发育起着极为重要的作用。幼童的肾气未充，牙齿、骨骼、脑髓均处于发育中，因而，不要忽视补肾食品的供给，如动物的肝、肾、脑髓及核桃仁、黑芝麻、桑椹、黑豆等。然而，小儿为“纯阳之体”，宜慎用温补滋腻厚味的食品，如采取烤或油炸等方式烹制的羊肉、鸡肉、火腿等。

❷ 小儿喂养应饥饱适度

元代著名儿科医家曾世荣所著《活幼心书》有云：“四时欲得小儿安，常要三分饥与寒；但愿人皆依此法，自然诸疾不相干。”脾胃为后天之本，但是小儿“肠胃脆弱”“脾常不足”（《育婴家秘》），饮食又不能自节，喂养稍有不当，就会损伤脾胃，妨碍营养物质的消化吸收，影响生长发育。因而，幼儿的喂养应着眼于保护脾胃。其饮食应以易于消化吸收为原则，辅食的添加应该由流质到半流质再到固体，由少到多，由细到粗。增加辅食的数量、种类和速度，要视小儿消化吸收的情况而定，宜随时观察孩子的大便以取得了解。食物的烹调宜细碎软烂、色香味美，通常采用煮、煨、烧、蒸等方法，不宜油炸。

“三分饥”，即不贪食，不要让孩子吃得过饱。小儿的自主神经对胃肠道功能调节还不成熟，体内虽能分泌一定量的胰蛋白酶、脂肪酶和淀粉酶，但淀粉酶在 3 个月以下的婴儿活性仍较低，脂肪的代谢又不稳定，胃酸分泌也较成人相对少，不易适应食物质和量的较大变化。当然，小儿新陈代谢旺盛，需要的营养物质相对较多，但胃肠道的负担也较大，消化功能经常处于紧张状态，容易出现紊乱，若糖类摄食过多，在肠内发酵过盛，过分刺激蠕动也可以引起腹泻；加之婴儿的肠黏膜对不完全分解产物的通透性比成人和年长儿为高，故容易引起变态反应性疾病。这样，在小儿进食过多时就容易出现肠功能紊乱而导致腹泻。事实上，医生对每个腹泻患儿的大便常规检查中，绝大多数仅发现不消化的食物和脂肪球。要使孩子从小养成良好的饮食习惯。尤应注重节食。《幼幼集成·初生护持》强调：“忍三分饥，吃七分饱，频揉肚。”随着人民生活水平的提高和电冰箱的使用，现代儿童要防止营养过剩，过食生冷，零食过多过杂。

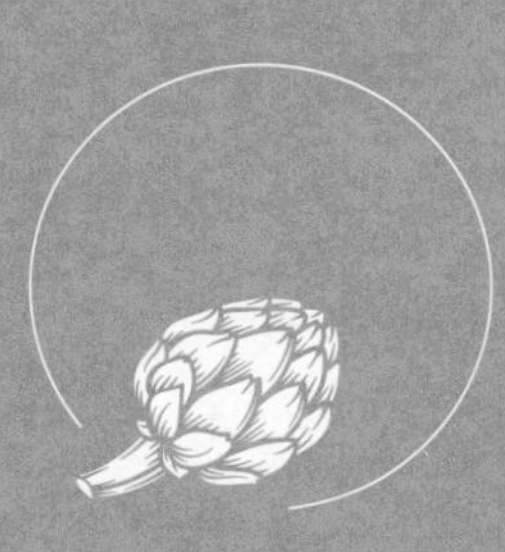

叁

常用养生保健内容

（二十七）情志养生：通过控制和调节情绪以达到身心安宁、情绪愉快的养生方法

情志养生，就是在“天人相应”整体观念的指导下，通过控制和调节情绪以达到身心安宁、情绪愉快，保护和增强人的心理健康达到形神高度统一、提高健康水平的养生方法。所谓“健康”，不仅仅是没有疾病和虚弱现象，而且还要有良好的精神状态和社会的适应能力。七情六欲，人皆有之，在一般情况下，属于正常的精神生理现象。

❶ 情志对健康的影响

在正常情况下，七情活动对机体生理功能起着协调作用，但若七情太过，超过人体自身调节的范围，使脏腑气血功能紊乱则导致疾病。七情内伤，各有所主，情志对健康的影响也有一定的规律。

（1）情志刺激的性质与程度差异： 七情之中，有六情属恶性刺激，唯有喜属于良性刺激。它为心志，笑为心声，笑是喜形于外的体现。经常保持喜悦、乐观的情绪，对健康是有好处的。故《儒门事亲》说：“喜者少病，百脉舒和故也。”值得一提的是，也不能大喜过望，造成心气涣散，神不守舍。愤怒致病较重，《东医宝鉴·内景篇》说：“七情伤人，惟怒为甚，盖怒则肝木克脾土，脾伤则四脏俱伤矣。”怒多伤肝，肝失疏泄，气机升降逆乱，进而导致其他脏腑功能失调，故表现为证情较重。惊恐致病较为难治。惊恐多自外来，在思想无准备的情况下，突然大惊卒恐，如视怪物、闻奇声、遇险境等，使人惊骇不已。惊恐多伤心肾，其治颇为棘手。悲伤致病则较为迁延，最易引起情志病，造成气机瘀滞，引发多种慢性病，另外，长期的悲伤易损伤肺气，造成肺脏功能异常，诱发咳喘等相关疾患。

情志致病还与其刺激程度的强弱有关。根据情志刺激的程度，可分为暴发性和渐进性刺激两大类。暴发性刺激，多指突如其来的情志刺激，如意

料之外的巨大打击、重大收获、巨大的事变或灾难、难以忍受的伤痛等。这些突发性的、强烈的刺激，使人气血逆乱，导致暴病、急病的发生。《淮南子·精神训》说："人大怒破阴，大喜坠阳，大忧内崩，大怖生狂。"因暴发性刺激致病，多发病急、病情重，甚或夭亡。七情之中，喜、怒、惊、恐以刺激量过大、过猛为致病条件。临床所见因情志剧变导致的心阳暴脱而猝死，肝阳化风而卒中，以及暴聋、暴盲、发狂等情况，大多与喜怒惊恐有关。渐进性刺激，多是指某些问题在很长一段时间内未获得解决或实现，而在这一段时间内保持着持续性的异常精神状态，精神紧张、思虑忧愁、悲伤不已等。这类精神刺激伤人精气，引起气机失调，致人疾病。《素问·汤液醪醴论》说："嗜欲无穷，而忧患不止，精神弛坏，荣泣卫除，故神去之而病不愈也。"忧、思、悲的情志刺激以刺激时间长为致病条件，持续不良的心境，积久而成疾。因此，要根据不同情志的致病特点，自觉地采取相应的方法进行调节。

（2）情志变化的个体差异：人的体质有强弱之异，性格有刚柔之别，年龄有长幼之殊，性别有男女之分。因此，对同样的情志刺激，则会有不同的情绪反应。

①体质差异：体质强弱不同，对情志刺激的耐受力也有一定的差异。如《医宗必读》说："外有危险，触之而惊，心胆强者不能为害，心胆怯者触而易惊。"《灵枢·通天》认为人们的体质有阴阳之气禀赋不同，对情志刺激反应也不同。"太阴之人，多阴无阳"，精神易抑郁；"少阴之人，多阴少阳"，心胸狭窄，多忧愁悲伤，郁郁不欢；"太阳之人，多阳无阴"，感情易暴发；"少阳之人，多阳而少阴"，爱慕虚荣，自尊心强。《灵枢·行针》指出："多阳者多喜，多阴者多怒。"说明不同体质特点的人对情志刺激产生的好发性各别。

②性格差异：性格是人们个性心理特征的重要方面。一般而言，性格开朗乐观之人，心胸宽广，遇事心气平静而自安，故不易为病；性格抑郁之人，心胸狭隘，感情脆弱，情绪常激烈波动，易酿成疾患，这种耐受性的差异，与人的意志的勇怯密切相关。意志坚定者，善于控制、调节自己的感情，使之免于过激；意志怯弱者，经不起七情六欲的刺激，易为感情的俘虏，必然发生病变。《素问·经脉别论》云："当是之时，勇者气行则已，怯者则著而为病也。"说的就是这个道理。

③年龄差异：如儿童脏腑娇嫩，气血未充，中枢神经系统发育尚不完备，多为惊、恐情志致病；成年人，气血方刚，奋勇向上，又处在各种错综复杂的环境中，易怒、思为病；老年人，常有孤独情感，易为忧郁、悲伤、思虑所致病。

④性别差异：男性属阳，以气为主，性多刚悍，对外界刺激有两种倾向：一是不易引起强烈变化；一是表现为亢奋形式，多为狂喜、大怒，因气郁致病者相对少些。女性属阴，以血为先，其性多柔弱，一般比男性更易因情志为患。故《外台秘要方》有“女属阴，得气多郁”之说。女性对于情志的刺激，以忧悲、哀思致病为多见。正如《备急千金要方》说：“女人嗜欲多于丈夫，感病倍于男子，加以慈恋、爱憎、嫉妒、忧恚、染者坚牢、情不自抑，所以为病根深，疗之难瘥。”诚然，妇女的禀性未必尽如以上所说，但女性多情志为患却已被临床所证实。

❷ 情志养生的原则与方法

调养心神是中医情志养生的根本，要做到少私寡欲、养心敛思。此外，中医还非常重视七情调摄，具体方法多种多样，但归纳起来可分为节制法、疏泄法、转移法和情志制约法。

（1）节制法

所谓节制法就是调和、节制情感，防止七情过极，达到心理平衡。《吕氏春秋》说：“欲有情，情有节，圣人修节以止欲，故不过行其情也。”重视精神修养，首先要节制自己的感情才能维护心理的协调平衡。

①遇事戒怒：“怒”是历代养生家最忌讳的一种情绪，它是情志致病的魁首，对人体健康危害极大。怒不仅伤肝脏，怒气还伤心、伤胃、伤脑等，导致各种疾病。《备急千金要方》指出：“卫生切要知三戒，大怒、大欲、并大醉，三者若还有一焉，须防损失真元气。”《老老恒言·戒怒》亦说：“人借气以充身，故平日在乎善养。所忌最是怒。怒气一发，则气逆而不顺，窒而不舒，伤我气，即足以伤我身。”这些论述把戒怒放在首位，指出了气怒伤身的严重危害性，故戒怒是养生一大课题。

制怒之法，首先是以理制怒。即以理性克服感情上的冲动，在日常工作和生活中，虽遇可怒之事，但想一想其不良后果，可理智地控制自己过极情绪，使情绪反应“发之于情”，“止之于理”。其次，可用提醒法制怒。在自己的床头或案头写上“制怒”“息怒”“遇事戒怒”等警言，以此作为自己的生活信条，随时提醒自己可收到良好效果。再次，怒后反省。每次发怒之后，吸取教训，并计算一下未发怒的日子，减少发怒次数，逐渐养成遇事不怒的习惯。

②“宠辱不惊”：人世沧桑，诸事纷繁；喜怒哀乐，此起彼伏。老庄提出“宠辱不惊”之处世态度，视荣辱若一，后世遂称得失不动心为宠辱不惊。对于任何重大变故，都要保持稳定的心理状态，不要超过正常的生理限度。现代医学研究证明，情志刺激与免疫功能之间的联系息息相关。任何过激的刺激都可削弱白细胞的战斗力，减弱人体免疫能力，使人体内防御系统的功能低下而致病。为了健康长寿，任何情绪的过分激动都是不可取的。总之，要善于自我调节情感，以便养神治身。对外界事物的刺激，既要有所感受，又要思想安定，七情平和，明辨是非，保持安和的处世态度和稳定的心理状态。

（2）疏泄法

把积聚、抑郁在心中的不良情绪，通过适当的方式宣达、发泄出去，以尽快恢复心理平衡，称之为疏泄法。具体做法可采取下面几种方式。

①直接发泄：用直接的方法把心中的不良情绪发泄出去，例如当遇到不幸，悲痛万分时，不妨大哭一场；遭逢挫折，心情压抑时，可以通过急促、强烈、粗犷、无拘无束的喊叫，将内心的郁积发泄出来，从而使精神状态和心理状态恢复平衡。不良情绪必须学会用正当的途径和渠道来发泄和排遣，决不可采用不理智的冲动性的行为方式。否则，非但无益，反而会带来新的烦恼，引起更严重的不良情绪。

②疏导宣散

出现不良情绪时，借助于别人的疏导，可以把闷在心里的郁闷宣散出来。所以，扩大社会交往，广交朋友，互相尊重，互相帮助，是解忧消愁、克服不良情绪的有效方法。研究证明，建立良好的人际关系，缩小“人际关系心里距”，是医治心理不健康的良药。

（3）转移法

转移法又可称移情法。即通过一定的方法和措施改变人的思想焦点，或改变其周围环境，使其与不良刺激因素脱离接触，从而从情感纠葛中解放出来，或转移到另外事物上去。《素问·移情变气论》言：“古之治病，惟其移精变气，可祝由而已。”古代的祝由疗法，实际上是心理疗法。其本质是转移患者的精神，以达到调整气机、精神内守的作用。转移法可采取以下几种方法。

①升华超脱：所谓升华，就是用顽强的意志战胜不良情绪的干扰，用理智战胜生活中的不幸，并把理智和情感化作行为的动力，投身于事业中去，以工作和事业的成绩来冲淡感情上的痛苦，寄托自己的情思。这也是排除不良情绪，保持稳定心理状态的一条重要保健方法。

超脱，即超然，思想上把事情看得淡一些，行动上脱离导致不良情绪的环境。在心情不快、痛苦不解时，可以到环境优美的公园或视野开阔的海滨漫步散心，可驱除烦恼，产生豁达明朗的心境。如果条件许可，还可以短期旅游，把自己置身于绮丽多彩的自然美景之中，可使精神愉快，气机舒畅，忘却忧烦，寄托情怀，美化心灵。

②移情易性：移情，即排遣情思，改变内心情绪的指向性；易性，即改易心志，排除内心杂念和抑郁，改变其不良情绪和习惯。“移情易性”是中医心理保健法的重要内容之一，“移情易性”的具体方法很多，可根据不同的心理、环境和条件等，采取不同措施，进行灵活运用。《北史·崔光传》说：“取乐琴书，颐养神性。”《理瀹骈文》说：“七情之病者，看书解闷，听曲消愁，有胜于服药者矣。”《备急千金要方》亦说：“弹琴瑟，调心神，和性情，节嗜欲。”古人早就认识到琴棋书画具有影响人的情感、转移情志、陶冶性情的作用。实践证明，情绪不佳时，听听适宜的音乐，观赏一场幽默的相声或喜剧，苦闷顿消，精神振奋。可见，移情易性并不是压抑情感。如对愤怒者，要疏散其怒气；对悲痛者，要使其脱离产生悲痛的环境与气氛；对屈辱者，要增强其自尊心；对痴情思者，要冲淡其思念的缠绵；对有迷信观念者，要用科学知识消除其愚昧的偏见等。

③运动移情：运动不仅可以增强生命的活力，而且能改善不良情绪，使人精神愉快。因为运动可以有效地把不良情绪的能量发散出去，调整机体平衡。当自己的情绪苦闷、烦恼，或情绪激动与别人争吵时，最好的方法是转移一下注意力，去参加体育锻炼如打球、散步、爬山等活动，也可采用传统的运动健身法如太极拳、太极剑、导引保健功等。传统的体育运动锻炼主张动中有静，静中有动，动静结合，因而能使形神舒畅，松静自然，心神安合，达到阴阳协调平衡，且有一种浩然之气充满天地之间之感，一切不良情

绪随之而消。此外，还可以参加适当的体力劳动，用肌肉的紧张消除精神的紧张。在劳动中付出辛勤的汗水，促进血液循环，活跃生命功能，使人心情愉快，精神饱满。

（4）情志制约法

情志制约法，又称以情胜情法。它是根据情志及五脏间存在的阴阳五行生克原理，用互相制约、互相克制的情志，来转移和干扰原来对机体有害的情志，藉以达到协调情志的目的。

①五脏情志制约法

《素问·阴阳应象大论》曾指出："怒伤肝，悲胜怒。""喜伤心，恐胜喜。""思伤脾，怒胜思。""忧伤肺，喜胜忧。""恐伤肾，思胜恐。"这是认识了精神因素与形体内脏、情志之间，以及生理病理上相互影响的辩证关系，根据"以偏救偏"的原理，创立的"以情胜情"的独特方法。正如明·吴崑《医方考》所言："情志过极，非药可愈，顺以情胜，《内经》一言，百代宗之，是无形之药也。"朱丹溪宗《黄帝内经》之旨指出："怒伤，以忧胜之，以恐解之；喜伤，以恐胜之，以怒解之；忧伤，以喜胜之，以怒解之；恐伤，以思胜之，以忧解之；惊伤，以忧胜之，以恐解之，此法惟贤者能之。"同期医家张子和更加具体地指出："以悲制怒，以怆恻苦楚之言感之；以善治悲，以谑浪戏狎之言娱之；以恐治喜，以恐惧死亡之言怖之；以怒制思，以污辱欺罔之言触之；以思治恐，以虑彼忘此之言夺之。"后世不少医家对情志的调摄有时比药石祛疾还更重视，而且创造了许多行之有效的情志疗法。例如，或逗之以笑，或激之以怒，或惹之以哭，或引之以恐等，因势利导，宣泄积郁之情，畅遂情志。总之，情志既可致病，又可治病的理论，在心理保健上是有特殊意义的。

在运用"以情胜情"方法时，要注意情志刺激的总强度，超过或压倒致病的情志因素，或是采用突然的强大刺激，或是采用持续不断的强化刺激，总之，后者要适当超过前者，否则就难以达到目的。

②阴阳情志制约法：运用情志之间阴阳属性的对立制约关系，调节情志，协调阴阳，是为阴阳情志制约法。人类的情志活动是相当复杂的，往往多种情感互相交错，很难明确区分其五脏所主及五行属性，然而情志活动可用阴阳属性来分，此亦即现代心理学所称的"情感的两极性"。《素问·举痛论》指出："怒则气上，喜则气缓，悲则气消，恐则气下，惊则气乱，思则

气结。”七情引出的气机异常具有两极倾向的特点。根据阴阳分类，人的多种多样的情感皆可配合成对，例如，喜与悲、喜与怒、怒与恐、惊与思、怒与思、喜乐与忧愁、喜与恶、爱与恨等，是性质彼此相反的情志，对人体阴阳气血的影响也正好相反。因而，相反的情志之间，可以互相调节控制，使阴阳平衡。喜可胜悲，悲也可胜喜；喜可胜恐，恐也可胜喜；怒可胜恐，恐也可胜怒等。总之，应采用使之产生有针对性的情志变化的刺激方法，通过相反的情志变动，以调整整体气机，从而起到协调情志的作用。

以情胜情实际上是一种整体气机调整的方法，人们只要掌握情志对气机运行影响的特点，采用相应方法即可，切不可简单机械、千篇一律地按图照搬。倘若单纯拘泥于五行相生相克而滥用情志制约法，有可能增加新的不良刺激。因此，只有掌握其精神实质，方法运用得当，才能真正起到心理保健作用。

（二十八）饮食养生：根据个人体质类型，通过改变饮食方式，选择合适的食物，从而获得健康的养生方法

饮食养生，就是按照中医理论，调整饮食，注意饮食宜忌，合理地摄取食物，以增进健康、益寿延年的养生方法。饮食养生的目的在于通过合理而适度地补充营养，以补益精气，并通过饮食调配，纠正脏腑阴阳之偏颇，从而增进机体健康、抗衰延寿。由于饮食为人所必需，而饮食不当又最易影响健康，故食养是中医养生学中的重要组成部分。

❶ 饥饱适度

饥饱适度，是指饮食定量要合理适中，不可过饥过饱，否则便会影响脾胃正常的消化吸收功能，于健康不利。中医学认为，维持人体生命活动的物质基础是依赖水谷精微所化生的，若饥而不能食，渴而不得饮，气血生化无源，脏腑组织失其濡养，则会导致疾病的发生。如《灵枢·五味》说：

"谷不入，半日则气衰，一日则气少矣。"反之，饮食过量，或经常摄入过多的食物，或在短时间内突然进食大量的食物，超越了脾胃正常的消化能力，亦可加重脾胃负担，损伤脾胃功能，使食物积滞于胃肠，不能及时消化。一则影响营养成分的吸收和输布；二则聚湿生痰化热，变生他病。故《素问》说："饮食自倍，肠胃乃伤。"长期饱食，摄入量超过机体的需要，多余的能量就转化为脂肪贮存在体内，使身体发胖，高血压病、冠心病、糖尿病等便会接踵而来，并可引起胆囊炎、胆石症等。所以，饮食过量不仅有损脏腑功能，还易使人未老先衰，短命折寿。尤其需要指出的是，晚餐过饱往往危害更大。《备急千金要方》明确提出："须知一日之忌，暮无饱食。"《类修要诀》也说："晚饭少吃口，享年直到九十九。"

❷ 审因择食

中医养生学认为，科学的膳食应在"天人合一"理念的指导下，保持一个动态平衡。人的生理、病理受多方面因素的影响，如四季的转换、地域的不同、年龄的差异、体质的差异、工作种类的差别等。因此，饮食养生必须根据具体情况区别对待，掌握因人、因时、因地、因病制宜的确定原则，灵活选食，这叫审因施膳。

以体质而论，阳虚阴盛之体宜食温热而不宜寒凉；阴虚阳盛之体宜食清润而不宜辛辣。痰湿体质的人，宜食清淡利湿之品，少吃肥甘油腻；素体脾胃虚者，宜食温软之品，忌吃粗硬生冷；过敏体质之人，又应慎食海腥、鱼虾之类，以免诱发风疹块、哮喘等病。从年龄而言，老人生机减退，脾胃功能多虚，饮食的原则是：清淡可口，以素为主，烹调上要做到熟、细、软、烂，进食宜少吃多餐。小儿脏腑娇嫩，脾胃未健，气血未充，但生机蓬勃，发育迅速，因而，饮食营养必须丰富、全面、合理。在性别方面，主要是女子以血为用，有经、带、胎、产的生理特点。如经期前后，饮食宜温，切忌寒凉酸冷，以适应血气喜温恶寒的特性。妊娠期间，由于胎儿生长发育的需要，应增加营养，但不可偏嗜，一般认为产前宜清补，有"产前一盆火，饮食不宜暖"之说。分娩后气血多虚，且血液上行化为乳汁，故当用血肉有情之品补益气血，并宜温补，因产后体质多属虚寒，所以又有"产后一块冰，寒物用当心"的说法。

一年四季有寒热温凉之别，食物性能也有清凉、甘淡、辛热、温补之异，故饮食摄养宜顺应四时而调整。春季饮食宜“省酸增甘，以养脾气”。春宜辛甘温之品，如小白菜、油菜、胡萝卜、芹菜、菠菜、荠菜、马兰头、菊花脑、荸荠等。夏季宜“减苦增辛”，可选择辛甘苦的菜蔬，如西红柿、洋葱、苦瓜、青椒、黄瓜、茄子、丝瓜等。长夏季节宜“减甘增咸”，选择易消化的食物，有清热、防暑、敛汗、补液作用，还能增进食欲。秋季，要“减辛增酸”，多选择甘润性平的食物，以生津养肺，润燥护肤。在冬季，要“减咸增苦”，根据中医学“冬藏精”的自然规律，冬月进补，滋养五脏，培育元气，提高人体的抵抗力，为来年的健康打下良好的基础。

不同的区域，有不同的地理特点、气候条件，人们的生活习惯也不相同，故应采取相适宜的饮食养生方法。例如我国西北地区，地处多高原，气候较寒冷、干燥；东南地区，地势偏低洼，气候较温热、潮湿。根据这一特点，在饮食上应有所选择，以适应养生保健的需要。通常是高原之人阳气易伤，宜食温性之品以胜寒凉之气；又由于多风燥，耗损人体阴液使皮肤燥裂，故宜用滋润的食物以胜气干燥。而平原之人阴气不足，湿气偏盛，要多食一些甘凉或清淡通利之品，以养阴益气，宽胸祛湿。总之，根据地区的不同，正确选择对身体有益的食物。

（二十九）运动养生：通过练习中医传统保健项目的方式来维护健康、增强体质、延长寿命、延缓衰老的养生方法，常见的养生保健项目有太极拳、八段锦、五禽戏、六字诀等

运用传统的体育运动方式进行锻炼，以活动筋骨，调节气息，静心宁神来畅达经络，疏通气血，和调脏腑，达到增强体质、益寿延年的目的，这种养生方法称为运动养生，又称为传统健身术。《黄帝内经》强调“正气内存，邪不可干”，通过习练传统健身术，达到气血和调，有利于提高身体正气，增强免疫力以抵御外邪，对预防传染病的传播起到积极的作用。

❶ 运动养生机理

中医学将精、气、神称为“三宝”，与人体生命息息相关。运动养生则紧紧抓住了这三个环节，调意识以养神；以意领气，调呼吸以练气，以气行推动血运，周流全身；以气导形，通过形体、筋骨关节的运动，使周身经脉畅通，营养整个机体。如是，则形神兼备，百脉流畅，内外相和，脏腑协调，机体达到“阴平阳秘”的状态，从而增进机体健康，以保持旺盛的生命力。现代科学研究证明，经常而适度地进行体育锻炼，对机体有如下好处：

（1）可促进血液循环，改善大脑的营养状况，促进脑细胞的代谢，使大脑的功能得以充分发挥，从而有益于神经系统的健康，有助于保持旺盛的精力和稳定的情绪。

（2）使心肌发达，收缩有力，促进血液循环，增强心脏的活力及肺脏呼吸功能，改善末梢循环。

（3）增加膈肌和腹肌的力量，促进胃肠蠕动，防止食物在消化道中滞留，有利于食物消化吸收。

（4）可促进和改善体内脏器自身的血液循环，有利于脏器的生理功能。

（5）可提高机体的免疫机能及内分泌功能，从而使人体的生命力更加旺盛。

（6）增强肌肉关节的活力，使人动作灵活轻巧，反应敏捷、迅速。

正因如此，勤运动、常锻炼，已成为广大人民健身防病的重要措施。

❷ 运动养生特点

（1）以中医学理论指导健身运动：无论哪一种传统健身法，都是以中医的阴阳、脏腑、气血、经络等理论为基础，以养精、练气、调神为运动的基本要点，以动形为基本锻炼形式，用阴阳理论指导运动的虚、实、动、静；用开阖升降指导运动的屈伸、俯仰；用整体观念说明运动健身中形、神、气、血、表、里的协调统一。所以，健身运动的每一招式，都是与中医理论密切相关。

（2）注重意守、调息和动形的谐调统一：强调意念，呼吸和躯体运动的配合，即所谓意守、调息、动形的统一。意守指意念专注；调息指呼吸调节；动形指形体运动；统一是指三者之间的谐调配合，要达到形神一致，意气相随，形气相感，使形体内外和谐，动静得宜，方能起到养生、健身的作用。

（3）融导引、气功、武术、医理为一体：传统的运动养生法是我国劳动人民智慧的结晶。千百年来，人们在养生实践中总结出许多宝贵的经验，使运动养生不断地得到充实和发展，形成了融导引、气功、武术、医理为一体的具有中华民族特色的养生方法。源于导引气功的功法，如五禽戏、八段锦等；源于武术的功法，如太极拳、太极剑等。然而，无论哪种功法，运用到养生方面，则都讲求调息、意守、动形，都是以畅通气血经络、活动筋骨、和调脏腑为目的。融诸家之长为一体，则是运动养生的一大特点。

❸ 运动养生的原则

我国传统的运动养生法之所以能健身、治病、益寿延年，是因为它有一套较为系统的理论、原则和方法，注重和强调机体内外的协调统一，和谐适度。从其锻炼角度来看，归纳起来，主要原则有三：

（1）掌握运动养生的要领：传统运动养生的练功要领就是意守、调息、动形的统一。这三方面中，最关键的是意守，只有精神专注，方可宁神静息，呼吸均匀，导气血运行。三者的关系是：以意领气，以气动形。这样，在锻炼过程中，内练精神、脏腑、气血；外练经脉、筋骨、四肢，使内外和谐、气血周流，整个机体可得到全面锻炼。

（2）强调适度，不宜过量：运动养生是通过锻炼以达到健身的目的，因此，要注意掌握运动量的大小。运动量太小则达不到锻炼目的，起不到健身作用；太大则超过了机体耐受的限度，反而会使身体因过劳而受损。孙思邈在《备急千金要方》中指出："养性之道，常欲小劳，但莫大疲及强所不能堪耳。"西方一家保险公司调查了五千名已故运动员的生前健康状况后发现，其中有些人 40 ～ 50 岁就患了心脏病，许多人的寿命竟比普通人短。这是因为剧烈运动会破坏人体内外运动平衡，加速某些器官的磨损和生理功能的失调，结果缩短生命进程，出现早衰和早夭。所以，运动健身强调适量的锻炼，要循序渐进，不可急于求成。操之过急，往往欲速而不达。

（3）提倡持之以恒，坚持不懈：锻炼身体并非一朝一夕的事，要经常而不间断。"流水不腐，户枢不蠹"，这句话一方面说明了"动则不衰"的道理，另一方面，也强调了经常、不间断的重要性，水常流方能不腐，户枢常转才能不被虫蠹。只有持之以恒、坚持不懈，才能收到健身效果，“三天打渔，两天晒网”是不会达到锻炼目的的。运动养生不仅是身体的锻炼，也是意志和毅力的锻炼。

④ 常见的传统健身术

（1）太极拳：是我国传统的健身拳术之一。由于其动作舒展轻柔，动中有静，圆活连贯，形气和随，外可活动筋骨，内可流通气血，协调脏腑，故不但用于技击、防身，而且更广泛地用于健身防病，深为广大群众所喜爱，是一种行之有效的传统养生法。

太极拳以“太极”为名，系取《易·系辞》中“易有太极，是生两仪”之说，“太极”指万物的原始“浑元之气”。其动而生阳，静而生阴，阴阳二气互为其根，此消彼长，相互转化，不断运动则变化万千。因而，太极图呈浑圆一体，阴阳合抱之象。太极拳正是以此为基础，形体动作以圆为本，一招一式均由各种圆弧动作组成，故观其形，连绵起伏，动静相随，圆活自然，变化无穷；在体内，则以意领气，运于周身，如环无端，周而复始。意领气，气动形，内外合一，形神兼备，浑然一体。足以看出，以“太极”哲理指导拳路，拳路的一招一式又构成了太极图形。拳形为“太极”，拳意亦在“太极”，以太极之动而生阳，静而生阴，激发人体自身的阴阳气血达到“阴平阳秘”的状态，使生命保持旺盛的活力，这就是太极拳命名的含义所在。

太极拳的起源及创始者至今尚待考证，就文献及传说而言，众说纷纭。有云南北朝时即有太极拳；有云创始者为唐代许宣平，有云宋代张三峰，有云明代张三丰，也有以为始于清代陈王庭和王宗岳者，究竟如何，尚无确论。然而，能比较清楚地论及师承脉络，分支流派者，当在明末清初。此后，即有陈氏太极之说，后由陈长兴传弟子杨露蝉，经改编而形成杨氏太极拳。后来，又从杨氏太极派生出吴式（吴鉴泉）太极拳、武式（武禹襄）太极拳和孙式（孙禄堂）太极拳。目前，国家体委普及的太极拳，即是以杨氏极拳改编的。

可以看出，太极拳的发展是经历了长期的充实、演变。百余年前，太极拳较为重视技击，时至今日，则发展为技击、健身、医疗并重的拳术，因而，深受广大群众的喜爱和欢迎。

①养生机理

太极拳是一种意识、呼吸、动作密切结合的运动，“以意领气，以气运身”，用意念指挥身体的活动，用呼吸协调动作，融武术、气功、导引于一体，是“内外合一”的内功拳。

重意念，使神气内敛，练太极拳要精神专注，排除杂念，将神收敛于内，而不被他事分神。神内敛则“内无思想之患”而精神得养、身心欢快；精神宁静、乐观，则百脉通畅，机体自然健旺。《素问·上古天真论》云：“恬淡虚无，真气从之。精神内守，病安从来。”

调气机，以养周身。太极拳以呼吸协同动作，气沉丹田，以激发内气营运于身。肺主气，司呼吸；肾主纳气，为元气之根。张景岳云：“上气海在膻中，下气海在丹田，而肺肾两脏所以为阴阳生息之根本。”（《类经·营卫三焦》）肺、肾协同，则呼吸细、匀、长、缓。这种腹式呼吸不仅可增强和改善肺的通气功能，而且可益肾而固护元气。丹田气充，则鼓荡内气周流全身，脏腑、皮肉皆得其养。

动形体，以行气血。太极拳以意领气，以气运身，内气发于丹田，通过旋腰转脊的动作带动全身，即所谓“以腰为轴”“一动无有不动”。气经任、督、带、冲诸经脉上行于肩、臂、肘、腕，下行于胯、膝、踝，以至于手足四末，周流全身之后，气复归于丹田，故周身肌肉、筋骨、关节、四肢百骸均得到锻炼。具有活动筋骨、疏通脉络、行气活血的功效。

由于太极拳将意、气、形结合成一体，使人身的精神、气血、脏腑、筋骨均得到濡养和锻炼，达到“阴平阳秘”的平衡状态，所以能起到有病治病、无病健身的作用，保证人体健康长寿。恰如《素问·上古天真论》所说：“提挈天地，把握阴阳，呼吸精气，独立守神，肌肉若一，故能寿敝天地。”太极拳之所以能够养生，道理也正在于此。

②练功要领

神静意导：练习太极拳，要始终保持神静，排除思想杂念，使头脑静下来，全神贯注，用意识指导动作。神静才能以意导气，气血才能周流。

含胸拔背，气沉丹田：含胸，即胸略内含而不挺直；拔背，即指脊背的伸展。能含胸则自能拔背，使气沉于丹田。

沉肩坠肘体松：身体宜放松，不得紧张，故上要沉肩坠肘，下要松胯松腰。肩松下垂即是沉肩；肘松而下坠即是坠肘；腰胯要松，不宜僵直板滞。体松则经脉畅达，气血周流。

全身协调，浑然一体：太极拳要求根在于脚，发于腿，主宰于腰，形于手指，只有手、足、腰协调一致，浑然一体，方可上下相随，流畅自然。外动于形，内动于气，神为主帅，身为驱使，内外相合，则能达到意到、形到、气到的效果。

以腰为轴：太极拳中，腰是各种动作的中轴，宜始终保持中正直立，虚实变化皆由腰转动，故腰宜松、宜正直，腰松则两腿有力，正直则重心稳固。

连绵自如：太极拳动作要轻柔自然，连绵不断，不得用僵硬之拙劲，宜用意不用力。动作连绵，则气流通畅；轻柔自然，则意气相合，百脉周流。

呼吸均匀：太极拳要求意、气、形的统一和协调，呼吸深长均匀十分重要，呼吸深长则动作轻柔。一般说来，吸气时，动作为合；呼气时，动作为开。呼吸均匀，气沉丹田，则必无血脉偾张之弊。

（2）八段锦：是由八种不同动作组成的健身术，故名“八段”。因为这种健身功可以强身益寿，祛病除疾，其效果甚佳，有如展示给人们一幅绚丽多彩的锦缎，故称为“锦”。

八段锦是我国民间广泛流传的一种健身术，据有关文献记载已有八百多年历史。早在南宋时期，即已有《八段锦》专著。明代以后，在有关养生专著中多有记载，如冷谦的《修龄要》、高濂的《遵生八签》等书中，都有八段锦的内容。清代的潘霞在其所著的《卫生要求》中，将八段锦略加改编为“十二段锦”。此外，尚有“文八段”（坐式）和“武八段”（立式）等不同形式。为了便于推广流传，还有人将其编成歌诀。由于八段锦不受环境场地限制，随时随地可做，术式简单，易记易学，运动量适中，老少皆宜，而强身益寿作用显著，故一直流传至今，仍是广大群众所喜爱的健身方法。

①养生机理

八段锦属于古代导引法的一种，是形体活动与呼吸运动相结合的健身法。活动肢体可以舒展筋骨，疏通经络；与呼吸相合，则可行气活血、周流营卫、斡旋气机，经常练习八段锦可起到保健、防病治病的作用。《老老恒言》云：“导引之法甚多，如八段锦……之类，不过宣畅气血，展舒筋骸，有益无损。”

八段锦对人体的养生康复作用，从其歌诀中即可看出。例如“两手托天理三焦”，即说明双手托天的动作，对调理三焦功能是有益的。两手托天，全身伸展，又伴随深呼吸，一则有助于三焦气机运化，二则对内脏亦有按摩、调节作用，起到通经脉、调气血、养脏腑的效果。同时，对腰背、骨骼也有良好作用。其他诸如“调理脾胃单举手”“摇头摆尾去心火”等，均是通过宣畅气血、展舒筋骸而达到养生的目的。八段锦的每一段都有锻炼的重点，而综合起来，则是对五官、头颈、躯干、四肢、腰、腹等全身各部位进行了锻炼，对相应的内脏以及气血、经络起到了保健、调理作用，是机体全面调养的健身功法。

八段锦训练的早期效果主要是提高锻炼者的体质，改善身体状况。随着锻炼时间的延长，锻炼者的心理状况也会逐渐改善。研究表明，八段锦训练可以缓解抑郁状态，提高生活质量，而且长时间坚持还可以治疗各种疾病。八段锦训练能明显增强年轻人的体质。研究发现八段锦训练能够减少大学生的体重、体脂，降低脉率，增大肺活量，提高有氧耐力运动素质和柔韧素质，同时，八段锦锻炼可提高大学生的整体身体功能水平。

八段锦训练对于中老年人也有同样的效果，通过 75 天练习能明显提高中老年受试者上肢和下肢力量素质，明显改善呼吸系统功能，提高中老年人关节灵活性、平衡能力和神经系统灵活性。受试者在练功过程中的最大心率、平均心率及练功后即刻心率较锻炼前相比有下降趋势，且其可以有效地改善血管的弹性状况，提高肺循环功能，增加血容量，改善血液的浓度和流动速度，对于改善和提高老年人的心肺功能有着积极意义，并可以提高老年人的生存质量。八段锦运动能有效改善慢性阻塞性肺病稳定期老年患者的肺功能，尤其是在坚持锻炼 24 周以后效果更为显著，并同时改善患者的生存质量。

八段锦对全身运动系统疾病都有不同程度的康复作用。通过活动上肢可以有效治疗肩周炎，与电针合用，优于单纯电针治疗。有研究进一步发现，八段锦在改善疼痛和关节活动范围上优于推拿和药物治疗。八段锦训练还可以通过增强下肢肌力有效改善膝关节骨关节炎的症状。在治疗梨状肌综合征时，八段锦训练结合推拿的效果优于超短波和间动电治疗。

综上，八段锦对于全身各系统有综合有效的调节作用，能提升正气，提高免疫力，对预防传染病的发生发展也有一定的效果。

②练功要领

呼吸均匀：要自然、平稳、腹式呼吸。

意守丹田：精神放松，注意力集中于脐。

柔刚结合：全身放松，用力轻缓，切不可用僵力。

③具体操作

【立式八段锦】包括八节连贯的健身法，具体内容如下：

双手托天理三焦；左右开弓似射雕；

调理脾胃需单举；五劳七伤往后瞧；

摇头摆尾去心火；背后七颠百病消；

攒拳怒目增气力；两手攀足固肾腰。

【坐式八段锦】为明代冷谦所编，具体内容如下：

叩齿三十六，两手抱昆仑。

左右鸣天鼓，二十四度闻。

微摆撼天柱，赤龙搅水津。

闭气搓手热，背摩后精门。

左右辘轳转，两脚放舒伸。

叉手双虚托，低头攀足频。

河车搬运讫，发火遍烧身。

（3）五禽戏

禽，在古代泛指禽兽之类动物。五禽，是指虎、鹿、熊、猿、鸟五种禽兽。戏，即游戏、戏耍之意。所谓五禽戏，就是指模仿虎、鹿、熊、猿、鸟五种禽兽的动作，组编而成的一套锻炼身体的功法。

以模仿禽兽动作来达到健身目的的方法，最早见于战国时期。《庄子·刻意》有“熊经鸟伸，为寿而已”的记载，而五禽戏之名相传出自华佗。《后汉书·方术传》载华佗云：“我有一术，名五禽之戏，一曰虎、二曰鹿、三曰熊、四曰猿、五曰鸟。亦以除疾，兼利蹄足，以当导引。”随着时间的推移，辗转传授，逐渐发展，形成了各种流派的五禽戏，流传至今。

①养生机理

五禽戏属古代导引术之一，它要求意守、调息和动形协调配合。意守可以使精神宁静，神静则可以培育真气；调息可以行气，通调经脉；动形可以强筋骨，利关节。由于是模仿五种禽兽的动作，所以，意守的部位有所不同，动作不同，所起的作用也有所区别。虎戏即模仿虎的形象，取其神气、善用爪力和摇首摆尾、鼓荡周身的动作。要求意守命门，命门乃元阳之所居，精血之海，元气之根，水火之宅，意守此处，有益肾强腰、壮骨生髓的作用，可以通督脉、驱风邪。鹿戏即模仿鹿的形象，取其长寿而性灵，善运尾闾，尾闾是任、督二脉通会之处。鹿戏意守尾闾，可以引气周营于身，通经络，行血脉，舒展筋骨。熊戏即模仿熊的形象，熊体笨力大，外静而内动。要求意守中宫（脐内），以调和气血。练熊戏时，着重于内动而外静。这样，可以使头脑虚静，意气相合，真气贯通，且有健脾益胃之功效。猿戏即模仿猿的形象，猿机警灵活，好动无定。练此戏就是要外练肢体的灵活性，内练抑制思想活动，达到思想清静、体轻身健的目的。要求意守脐中，以求形动而神静。鸟戏又称鹤戏，即模仿鹤的形象，动作轻翔舒展。练此戏要意守气海，气海乃任脉之要穴，为生气之海。鹤戏可以调达气血，疏通经络，活动筋骨关节。五禽戏的五种功法各有侧重，但又是一个整体，一套有系统的功法，如果经常练习而不间断，则具有养精神、调气血、益脏腑、通经络、活筋骨、利关节的作用。神静而气足，气足而生精，精足而化气动形，达到三元（精、气、神）合一，可以收到祛病、健身的效果。恰如华佗所说："亦以除疾，兼利蹄足。"

②练功要领

全身放松：练功时，首先要全身放松，情绪要轻松乐观。乐观轻松的情绪可使气血通畅，精神振奋；全身放松可使动作不致过分僵硬、紧张。

呼吸均匀：呼吸要平静自然，用腹式呼吸，均匀和缓。吸气时，口要合闭，舌尖轻抵上腭。吸气用鼻，呼气用嘴。

专注意守：要排除杂念，精神专注，根据各戏意守要求，将意志集中于意守部位，以保证意、气相随。

动作自然：五禽戏动作各有不同，如熊之沉缓、猿之轻灵、虎之刚健，鹿之温驯、鹤之活泼等。练功时，应据其动作特点而进行，动作宜自然舒展，不要拘紧。

③具体操作

虎戏：虎举、虎扑。

鹿戏：鹿抵、鹿奔。

熊戏：熊运、熊晃。

猿戏：猿提、猿摘。

鸟戏：鸟伸、鸟飞。

【虎戏】包括虎举和虎扑。

虎戏的手形是虎爪，五指张开，一二指关节弯曲内扣，模拟老虎的利爪，练习时要表现出虎的威猛气势。

虎举

屈指握拳，向上提起，至胸前时，慢慢撑开手掌，高举过头，再屈指下拉至胸前，再变掌下按。

两掌向上举时，要充分向上拉伸身体，提胸收腹，好像在托举重物，下落时要气沉丹田。

上举时吸入清气，下落时呼出浊气。

保健应用：提高呼吸机能，稳定气神，缓解压力；增强掌指微循环功能。

虎扑

两手经体侧上提，前伸，上体前俯变虎爪，再下按至膝部两侧，经体侧上提向前下扑。

两手前伸时，上提前俯，下按上提时，膝部先前顶，再髋部前送，身体后仰，形成躯干的蠕动。

虎扑动作，注意下扑时可配合快速呼气，以气催力，力贯指尖。

保健应用：锻炼脊柱柔韧性和伸展度；疏通经络，活跃气血。

【鹿戏】包括鹿抵和鹿奔。

鹿戏手形是鹿角，中指和无名指弯曲，其余三指伸直张开。要模仿鹿轻盈安闲、自由奔放的神态。

鹿抵

上肢动作：握空拳，两臂向右侧摆起，与肩等高时，空拳变鹿角，随身体左转，两手向左后方伸出。

下肢动作：两腿微曲，重心右移，左脚提起，向右前方着地，右腿蹬直，收腿。

保健应用：提高腰部力量和运动幅度；强腰护肾。

鹿奔

左脚向前迈步，两臂前伸，收腹弓背，重心前移，左脚收回。

重心后坐时，手由空拳变为鹿角，内旋前伸，手背相对，含胸低头，使肩背部形成横弓。然后换脚。

保健应用：伸展背部肌肉；运动脊柱关节。

【熊戏】包括熊运、熊晃。

熊运

两手成熊掌置于腹下，上体前俯随身体顺时针划弧，再逆时针划弧。

手上提时吸气，向下时呼气。

保健应用：调理脾胃，促进消化；锻炼腰背肌。

熊晃

提髋、屈腿、落步、后坐、前靠，然后换右式，肢体要配合协调。

保健应用：锻炼内脏；坚固髋关节。

【猿戏】包括猿提、猿摘。

手形为猿勾和握固。要模仿猿猴东张西望、攀树摘果的动作。

猿提

两手置于体前，十指撑开，快速捏拢成猿勾，肩上耸、缩脖、手上提，收腹提肛，脚跟提起。头向左转，转回。肩放松，脚跟着地，两手变掌下按至腹前。

保健应用：按摩内脏，提高心肺功能。

猿摘

退步划弧，丁步下按，上步摘果。

保健应用：改善神经系统功能；提高机体反应能力、敏捷性。

【鸟戏】包括鸟伸、鸟飞。

手形为鸟翅，中指和无名指向下，其余三指向上。练习鸟戏时想象自己是湖中仙鹤，展翅翱翔。

鸟伸

两手上举时耸肩缩颈，手部水平，下按时身体放松，重心右移后再后伸左腿，展开双手。放下脚，两手腹前相叠，上举至头前上方，手掌水平，身体稍前倾，身体下按至腹前，向后呈人字形分开后身。两膝伸直，保持身体稳定。

保健应用：吐故纳新；疏通任督二脉。

鸟飞

两手在腹前相合，侧平举，提腿独立，低腿下落。

平举时，手腕比肩略高，下落时掌心相对，上举时手背相对，形成一个向上的喇叭口。

保健应用：锻炼心肺功能；锻炼四肢关节；提高身体平衡能力。

（4）六字诀：是我国古代流传下来的一种养生方法，为吐纳法。它是通过呬、呵、呼、嘘、吹、嘻六个字的不同发音口型，唇齿喉舌的用力不同，以牵动不同的脏腑经络气血的运行。它的最大特点是：强化人体内部的组织机能，通过呼吸导引，充分诱发和调动脏腑的潜在能力来抵抗疾病的侵袭，防止随年龄的增长而出现的过早衰老。六字诀在我国有悠久的历史，秦汉的《吕氏春秋》中就有关于用导引呼吸治病的论述。《庄子·刻意》篇中说："吹响呼吸，吐故纳新，熊径鸟伸，为寿而已矣。"在西汉时期《王褒传》一书中，也有"呵嘘呼吸如矫松"的记载。我国南北朝时期，梁朝名医陶弘景发明长息法。他在《养性延命录》一书中说："吸气有一，吐气有六。纳气一者谓吸也，吐气六者谓吹、呼、嘻、呵、嘘、呬，皆吐气也。"唐代名医孙思邈，把五行相生的顺序放进六字诀里。他在《卫生歌》中这样写道："春嘘明目木扶肝，夏日呵心火自闲，秋呬定收金肺润，肾吹惟要坎中安，嘻理三焦除烦热，四季常呼脾化餐，切勿出声闻耳内，方知功效胜灵丹。"

①养生机理：中医学人体的脏腑与金、木、水、火、土五行的生克制化联系在一起。所以练功的顺序一般按五行相生的顺序进行，但又要根据个人身体的虚实再加以相生相克的重点练习。人体脏腑的内部运动和经络的运

行，受人体内外不同作用力的影响。而呼气时用不同的口型可以使唇、舌、齿、喉产生不同的形状和变化，从而造成胸腹部不同的内在力，影响着不同的脏腑。古人从长期实践中总结出“嘘、呵、呼、呬、吹、嘻”六个字的口型，分别影响肝、心、脾、肺、肾和三焦。呼气时，又用意念和动作导引气血循经运行，以达到通瘀导滞、散毒解结、调整虚实、修残补缺、益寿延年的效果。

总之，六字诀是用六个字的不同口型，按五行相生相克的理论，应四时之变化，以呼吸、动作、意念的导引，达到疏通经络、调和气血、平秘阴阳、祛病延年的目的。

各口型的治病机理如下：

·“嘘”字功治肝病

肝属木，木旺于春，开窍于目。春天万物生长，肝阳上亢，肝病容易发作。产生头晕目眩、两眼红肿、两肋胀满、肝区疼痛、性情烦躁等症状。慢性肝炎或肝硬化的患者，这时病情可能加重或复发。

肝实证表现为：胸肋胀满，阳气上逆，性格狂妄而易怒，头剧痛，卧不安，小便涩闭，大便干燥，疝气肿痛，时发惊厥。

肝虚证则表现为：虚烦不眠，头隐痛，时而欲呕，嗌干乏力，大便稀薄，小便失禁，阳痿，子宫下垂，月经不调。

肝病练“嘘”字功。实证应泻，心为肝子，可配合用“呵”字功泻之。虚证应补，肾为肝母，可配合用”吹”字功补之。

·“呵”字功治心病

木能生火，心属火，应时与夏，在窍为舌。夏日炎热，心火上炎，咽喉肿痛、口舌生疮、出气灼热、心烦不安等症时有发生。

心实证则表现为：咽干口渴，心绞痛，胸肋胀，尿色黄，心悸，心阵痛，腋下痛。

心虚证则表现为：心悸，怔忡，失眠盗汗，神经衰弱，动则心慌。

心病应练“呵”字功。实证应泻，脾为心之子，可配合练“呼”字功以泻心火，再做“吹”字功以补肾水。这样心肾相交，水火相济，收效颇易。

·“呼”字功疗脾病

脾（胃）属土，应时于四季之末十天内，开窍于口。

脾实则出现呕吐，噫气，腹胀，黄疸，头痛发热，下痢黏水而肛门灼热。

脾虚则出现四肢无力，心烦不眠，黄胖而浮肿，大便不成形。

脾病，可用“呼”字功治。心为脾母，若“呼”字练后感到力量不足，可再作“呵”字功，以加强脾胃的消化功能。若由于肝气郁热而引起脾胃失调，则用“嘘”字功平肝后，再用“呵”字功健心，以补脾。

· “呬”字功调肺病

土能生金，肺属金，应时于秋，开窍于鼻。秋天气候凉爽，但是还有炎夏蒸热之余威，显得干燥。此时毛窍收敛，郁热未消，很容易存留在肺经之内，应该用“呬”字功清洗肺经的郁热。

肺气实则胸满，肩背疼，风热感冒，小便色黄而次数多。

肺气虚则肩背疼痛而怕冷，呼吸急促而气短，小便次数多而量少。

如果肺气虚弱易受外感，应练“呼”功补肺，这就叫培土生金。

· “吹”字功治肾病

肾为先天之本，各种病都离不开肾，肾充足了，各种脏器得到肾的温煦而使身体恢复健康。所以“吹”字功在“六字诀”里特别重要。因为肾经从脚底起，所以做的时候，脚心要空。

肾属水，应时于冬，开窍于耳（包括二阴）。肾主藏精，关系到生殖系统疾病。肾亏则耳内蝉鸣，听力减退。肾主骨，肾亏则牙齿松动；肾之华在发，肾亏则毛发枯干、脱落；肾之精在目，肾亏则目视矇，视物模糊；肾之府在腰，腿为肾之路，肾亏则腰疼、腿软无力；肾之邪在腘，肾亏则膝盖酸痛，屈伸困难。

肾气虚则面现黎黑，心悸而气短，腰痛，腿软，惊悸怔忡，遗精，阳痿，女子带下，月经不调，足心发热而下肢发冷，做噩梦而惊醒。

虚火上炎则口热，咽干，心烦，咽肿，腹满尿赤，甚至下痢、浮肿。

· “嘻”字功理三焦

三焦主相火，为六腑中最大的腑，其根在命门，与各脏腑经络的关系极其密切，是全身通调气机的道路。五脏六腑功能的调整，完全靠气的运行；而气的运行主要靠三焦。所以练“嘻”字功是为了理三焦气。从膀胱到肚脐是下焦，肚脐到心口窝是中焦，心口窝到天突处是上焦。下焦主排泄；中焦主腑舒；上焦主纳理三焦气，气一定要顺。所以练“嘻”字功，要面带笑容，内心喜悦。

三焦有病，常表现为气滞瘀塞，口苦胸闷，恶心腹胀，小便赤黄。

三焦实则表现为：咽肿，喉痛，寒热，耳鸣，耳聋，下颌病，腋下肿，小便不利，胸胀闷。

三焦虚则出现耳鸣，自汗，眩晕。

三焦不畅，用“嘻”字功通之，再用“呼”字功助胃气，这样百病都除，不治而愈。

②练功要领

口型要正确：“六字诀”主要是通过不同口型的发音，活动不同脏腑经络的气血，所以口型的正确与否很重要。

腹式呼吸：常人一般采用胸式呼吸，做“六字诀”时要采取顺式腹式呼吸，先呼后吸。要让气引得“深、长、匀、细”。

做顺腹式呼吸，读字时要收腹，肚子往里收；提肛，肛门往上提，“提肛如忍粪”；敛臀缩肾，两个臀部收敛后两侧塌一个坑；小便从会阴处往上提。

初学者吐字出声：在六字诀经典著作中，均主张吐字勿令耳闻，意思是不念出声。五音通于五脏六腑，自然与出声有关。初学者练习时，出声胜于不出声。其原因是：出声能调动五脏六腑运动；出声能使自己辨别发音正确与否；出声容易入静，与动静兼修有异曲同工之妙。随着练习的深入，动作的熟练，可以逐渐改为默声。

③具体操作

预备式

两足开立，与肩同宽，头正颈直，含胸拔背，松腰松胯，双膝微屈，全身放松，呼吸自然。

呼吸法：顺腹式呼吸，先呼后吸，呼时读字，同时提肛缩肾，体重移至足跟。

调息：每个字读六遍后，调息一次，以稍事休息，恢复自然。

发音：

· 嘘字诀对应肝。

嘘（xū）读需。

口型：微合，嘴角横绷，略向后用力。

动作：呼气念嘘字，足大趾轻轻点地，两手自小腹前缓缓抬起，手背相对，经胁肋至与肩平，两臂如鸟张翼向上、向左右分开，手心斜向上。两眼反观内照，随呼气之势尽力瞪圆。屈臂两手经面前、胸腹前缓缓下落，垂于体侧。再做第二次吐字。如此动作六次为一遍，做一次调息。

· 呵字诀对应心。

呵（hē）读喝。

口型：口半张，舌平放于口内，舌尖轻顶下齿，下颌放松。

呼气念呵字，足大趾轻轻点地；两手掌心向里由小腹前抬起，经体前到至胸部两乳中间位置向外翻掌，上托至眼部。呼气尽吸气时，翻转手心向面，经面前、胸腹缓缓下落，垂于体侧，再行第二次吐字。如此动作六次为一遍，做一次调息。

· 呼字诀对应脾。

呼（hū）读忽。

口型：撮口如管状，舌放在中央两侧向上微卷。

呼字时，足大趾轻轻点地，两手自小腹前抬起，手心朝上，至脐部，左手外旋上托至头顶，同时右手内旋下按至小腹前。呼气尽吸气时，左臂内旋变为掌心向里，从面前下落，同时右臂回旋掌心向里上穿，两手在胸前交叉，左手在外，右手在里，两手内旋下按至腹前，自然垂于体侧。再以同样要领，右手上托，左手下按，做第二次吐字。如此交替共做六次为一遍，做一次调息。

· 呬字诀对应肺。

呬（sī）读斯。

口型：开口张腭，舌尖轻抵下腭

呼气念呬字，两手从小腹前抬起，逐渐转掌心向上，至两乳平，两臂外旋，翻转手心向外成立掌，指尖对喉，然后左右展臂宽胸推掌如鸟张翼。呼气尽，随吸气之势两臂自然下落垂于体侧，重复六次，调息。

· 吹字诀入肾。

吹（chuī）读炊。

口型：撮口，两嘴角向后咧，舌尖微向上翘

呼气读吹字，足五趾抓地，足心空起，两臂自体侧提起，绕长强、肾俞向前划弧并经体前抬至锁骨平，两臂撑圆如抱球，两手指尖相对。身体下蹲，两臂随之下落，呼气尽时两手落于膝盖上部。随吸气之势慢慢站起，两臂自然下落垂于身体两侧。共做六次，调息。

· 嘻字诀入三焦

嘻（xī）读希。

口型：两唇微启，有嘻笑自得之貌，怡然自得之心。

呼气念嘻字，足四、五趾点地。两手自体侧抬起如捧物状，过腹至两乳平，两臂外旋翻转手心向外，并向头部托举，两手心转向上，指尖相对。吸气时五指分开，由头部循身体两侧缓缓落下并以意引气至足四趾端。重复六次，调息。另外，在六字诀读音吐气的同时，也可配合相应的动作，会起到更好的养生效果。

（三十）时令养生：按照春夏秋冬四时节令的变化，采用相应的养生方法

时令养生，是按照春夏秋冬四时节令的变化，采用相应的养生方法。这种“天人相应，顺应自然”的养生方法，是中国养生学的一大特色。

1 时令养生原则

（1）春夏养阳，秋冬养阴：《易 · 系辞》中说：“变通莫大乎四时。”四时阴阳的变化规律，直接影响万物的荣枯生死，人们如果能顺从天气的变化，就能保全“生气”，延年益寿，否则就会生病或夭折。所以，《素问 · 四气调神大论》说：“夫四时阴阳者，万物之根本也。所以圣人春夏养阳，秋冬养阴，以从其根，故与万物沉浮于生长之门。逆其根，则伐其本，坏其真矣。故四时阴阳者，万物之始终也，死生之本也。逆之则灾害生，从之则苛疾不起，是谓得道。”简要告诉人们，四时阴阳之气，生长收藏，化育万物，为万物之根本。春夏养阳，秋冬养阴，乃是顺应四时阴阳变化的养生之道的关键。所谓春夏养阳，即养生养长；秋冬养阴，即养收养藏。

春夏两季，天气由寒转暖，由暖转暑。是人体阳气生长之时，故应以调养阳气为主；秋冬两季，气候逐渐变凉，是人体阳气收敛，阴精潜藏于内之时，故应以保养阴精为主。春夏养阳，秋冬养阴，是建立在阴阳互根规律基础之上的养生防病的积极措施。正如张景岳所说："阴根于阳，阳根于阴，阴以阳生，阳以阴长，所以古人春夏养阳以为秋冬之地，秋冬养阴以为春夏之地，皆所以从其根也。今人有春夏不能养阳者，每因风凉生冷伤其阳，以致秋冬多患病泄，此阴脱之为病也。有秋冬不能养阴者，每因纵欲过度伤此阴气，以及春夏多患火证，此阳盛之为病也。"所以，春夏养阳，秋冬养阴，寓防于养，是因时养生法中的一项积极主动的养生原则。

（2）春捂秋冻：春季，阳气初生而未盛，阴气始减而未衰。故春时人体肌表虽应气候转暖而开始疏泄，但其抗寒能力相对较差，为防春寒，气温骤降，此时，必须注意保暖，御寒，有如保护初生的幼芽，使阳气不致受到伤害，逐渐得以强盛，这就是"春捂"的道理。秋天则是气候由热转寒的时候，人体肌表亦处于疏泄与致密交替之际。此时，阴气初生而未盛，阳气始减而未衰，故气温开始逐渐降低，人体阳气亦开始收敛，为冬时藏精创造条件。故不宜一下子添衣过多，以免妨碍阳气的收敛，此时若能适当地接受一些冷空气的刺激，不但有利于肌表之致密和阳气的潜藏，对人体的应激能力和耐寒能力也有所增强。所以，秋天宜"冻"。可见，"春捂""秋冻"的道理，与"春夏养阳，秋冬养阴"是一脉相承的。

（3）慎避虚邪：人体适应气候变化以保持正常生理活动的能力，毕竟有一定限度。尤其在天气剧变，出现反常气候之时，更容易感邪发病。因此，人们在因时养护正气的同时，非常有必要对外邪审时避忌。只有这样，两者相辅相成，才会收到如期的成效。《素问·八正神明论》说："四时者，所以分春秋冬夏之气所在，以时调之也，八正之虚邪而避之勿犯也。"这里所谓的"八正"，又称"八纪"，就是指二十四节气中的立春、立夏、立秋、立冬、春分、秋分、夏至、冬至八个节气。它是季节气候变化的转折点，天有所变，人有所应，故节气前后，气候变化对人的新陈代谢也有一定影响。体弱多病的人往往在交节气时刻感到不适或者发病，甚至死亡。所以，《素问·阴阳应象大论》有"天有八纪地有五里，故能为万物之母"之说。把"八纪"作为天地间万物得以生长的根本条件之一，足见节气对人体影响的重要。因而，注意交节变化，慎避虚邪也是四时养生的一个重要原则。

❷ 春季养生

春三月，从立春到立夏前，包括立春、雨水、惊蛰、春分、清明、谷雨六个节气。春为四时之首，万象更新之始，《素问·四气调神大论》指出“春三月，此谓发陈。天地俱生，万物以荣”，春归大地，阳气升发，冰雪消融，蛰虫苏醒。自然界生机勃发，一派欣欣向荣的景象。所以，春季养生在精神、饮食、起居诸方面，都必须顺应春天阳气升发，万物始生的特点，注意保护阳气，着眼于一个“生”字。

（1）精神养生： 春属木，与肝相应。肝主疏泄，在志为怒，恶抑郁而喜调达。故春季养生，既要力戒暴怒，更忌情怀忧郁，要做到心胸开阔，乐观愉快，对于自然万物要“生而勿杀，予而勿夺，赏而不罚”（《四气调神大论》），在保护生态环境的同时，培养热爱大自然的良好情怀和高尚品德。所以，春季“禁伐木，毋覆巢杀胎夭”（《淮南子·时则训》），被古代帝王视作行政命令的重要内容之一。而历代养生家则一致认为，在春光明媚，风和日丽，鸟语花香的春天，应该踏青问柳，登山赏花，临溪戏水，行歌舞风，陶冶性情，使自己的精神情志与春季的大自然相适应，充满勃勃生气，以利春阳生发之机。

（2）起居调养： 春回大地，人体的阳气开始趋向于表，皮肤腠理逐渐舒展，肌表气血供应增多而肢体反觉困倦，故有“春眠不觉晓，处处闻啼鸟”之说，往往日高三丈，睡意未消。然而，睡懒觉不利于阳气生发。因此，在起居方面要求夜卧早起，免冠披发，松缓衣带，舒展形体，在庭院或场地信步慢行，克服情志上倦懒思眠的状态，以助生阳之气升发。

春季气候变化较大，极易出现乍暖乍寒的情况，加之人体腠理开始变得疏松，对寒邪的抵抗能力有所减弱。所以，春天不宜顿去棉衣。特别是年老体弱者，减脱冬装尤宜审慎，不可骤减。为此，《备急千金要方》主张春时衣着宜“下厚上薄”，既养阳又收阴。《老老恒言》亦云：“春冻未泮，下体宁过于暖，上体无妨略减，所以养阳之生气。”凡此皆经验之谈，足供春时养生者参考。

（3）饮食调养： 春季阳气初生，宜食辛甘发散之品，而不宜食酸收之味。故《素问·脏气法时论》说：“肝主春……肝苦急，急食甘以缓之……

肝欲散，急食辛以散之，用辛补之，酸泄之。”酸味入肝，且具收敛之性，不利于阳气的生发和肝气的疏泄，且足以影响脾胃的消化功能，故《摄生消息论》说：“当春之时，食味宜减酸增甘，以养脾气。”春时木旺，与肝相应，肝木不及固当用补，然肝木太过则克脾土，故《金匮要略》有“春不食肝”之说。由此可见，饮食调养之法，实际应用时，还应观其人虚实，灵活掌握，切忌生搬硬套。

一般说来，为适应春季阳气升发的特点，为扶助阳气，此时，在饮食上应遵循上述原则，适当食用辛温升散的食品，如麦、枣、豉、花生、葱、香菜等，而生冷黏杂之物则应少食，以免伤害脾胃。

（4）运动调养：在寒冷的冬季里，人体的新陈代谢，藏精多于化气，各脏腑器官的阳气都有不同程度的下降，因而入春后，应加强锻炼。到空气清新之处，如公园、广场、树林、河边、山坡等地，玩球、跑步、打拳、做操，形式不拘，取己所好，尽量多活动，使春气升发有序，阳气增长有路，符合“春夏养阳”的要求。年老行动不便之人，乘风日融，春光明媚之时，可在园林亭阁虚敞之处，凭栏远眺，以畅生气。但不可默坐，免生郁气，碍于舒发。

（5）防病保健：初春，由寒转暖，温热毒邪开始活动，致病的细菌、病毒等随之生长繁殖。因而风湿、春温、温毒、温疫等，包括现代医学所说的新冠肺炎、流感、肺炎、麻疹、出血热、猩红热等传染病多有发生、流行。预防措施，一是讲卫生，除害虫，消灭传染源。二是多开窗户，使室内空气流通。三是加强保健锻炼，提高机体的防御能力。根据民间经验，在饮水中浸泡贯众（取未经加工的贯众约 500g，洗净，放置于水缸或水桶之中，每周换药一次）；或在居室内放置一些薄荷油，任其挥发，以净化空气；另外，食醋可按 $5mL/m^2$，加水一倍，关闭窗户，加热熏蒸，每周 2 次，对预防流感均有良效。每天选足三里、风池、迎香等穴做保健按摩两次，能增强机体免疫功能。此外，注意口鼻保健，阻断温邪上受首先犯肺之路，亦很重要。

③ 夏季养生

夏三月，从立夏到立秋前，包括立夏，小满、芒种、夏至、小暑、大暑六个节气。夏季烈日炎炎，雨水充沛，万物竞长，日新月异。阳极阴生，万物成实。正如《素问·四气调神大论》所说:“夏三月，此谓蕃秀；天地气交，万物华实。”人在气交之中，故亦应之。所以，夏季养生要顺应夏季阳盛于外的特点，注意养护阳气，着眼于一个“长”字。

（1）精神调养: 夏属火，与心相应，所以在赤日炎炎的夏季，要重视心神的调养。《素问·四气调神大论》指出:“使志无怒，使华英成秀，使气得泄，若所爱在外，此夏气之应，养长之道也。”就是说，夏季要神清气和，快乐欢畅，胸怀宽阔，精神饱满，如同含苞待放的花朵需要阳光那样，对外界事物要有浓厚兴趣，培养乐观外向的性格，以利于气机的通泄。与此相反，凡懈怠厌倦，恼怒忧郁，则有碍气机，皆非所宜。嵇康《养生论》说:夏季炎热，“更宜调息静心，常如冰雪在心，炎热亦于吾心少减，不可以热为热，更生热矣”。这里指出了“心静自然凉”的夏季养生法，很有参考价值。

（2）起居调养: 夏季作息，宜晚些入睡，早些起床，以顺应自然界阳盛阴衰的变化。“暑易伤气”，炎热可使汗泄太过，令人头昏胸闷，心悸口渴、呕恶，甚至昏迷。所以，安排劳动或体育锻炼时，要避开烈日炽热之时，并注意加强防护。午饭后，需安排午睡，一则避炎热之势，二则可消除疲劳。酷热盛夏，每天洗一次温水澡，是一项值得提倡的健身措施。不仅能洗掉汗水、污垢，使皮肤清爽，消暑防病，而且能够锻炼身体。因为温水中冲洗时水压及机械按摩作用，可使神经系统兴奋性降低，扩张体表血管，加快血液循环，改善肌肤和组织的营养，降低肌肉张力，消除疲劳，改善睡眠，增强抵抗力。没有条件洗温水澡时，可用温水毛巾擦身，也能起到以上作用。

夏日炎热，腠理开泄，易受风寒湿邪侵袭，睡眠是不应开窗吹风或直吹电扇，有空调的房间也不宜室内外温差过大。纳凉时不要在房檐下、过道里，且应远门窗之缝隙。可在树荫下、凉台上纳凉，但不要时间过长，以防贼风入中得阴暑证。夏日天热多汗，衣衫要勤洗勤换，久穿湿衣或穿刚晒过的衣服都会使人得病。

（3）饮食调养: 五行学说认为夏时心火当令，心火过旺则克肺金，故《金匮要略》有“夏不食心”之说。味苦之物亦能助心气而制肺气。故孙思邈主张:“夏七十二日，省苦增辛，以养肺气。”夏季出汗多，则盐分损失亦多。若心肌缺盐，搏动就会失常。宜多食酸味以固表，多食咸味以补心。

《素问·脏气法时论》说：心主夏，“心苦缓，急食酸以收之。”“心欲耎，急食咸以耎之，用咸补之，甘泻之。”阴阳学说则认为，夏月伏阴在内，饮食不可过寒，如《颐身集》指出：“夏季心旺肾衰，虽大热不宜吃冷淘冰雪、蜜水、凉粉、冷粥。饱腹受寒，必起霍乱。”心主表，肾主里，心旺肾衰，即外热内寒之意，唯其外热内寒，故冷食不宜多吃，少则犹可，食多定会寒伤脾胃，令人吐泻。西瓜、绿豆汤、乌梅小豆汤，为解渴消暑之佳品，但不宜冰镇。夏季气候炎热，人的消化功能较弱，饮食宜清淡不宜肥甘厚味。夏季致病微生物极易繁殖，食物极易腐败、变质。肠道疾病多有发生。因此，讲究饮食卫生，谨防“病从口入”。

（4）运动调养：夏天运动锻炼，最好在清晨或傍晚较凉爽时进行，场地宜选择公园、河湖水边、庭院空气新鲜处，锻炼项目以散步、慢跑、太极拳、气功、广播操为好，有条件最好能到高山森林、海滨地区去疗养，夏天不宜做过分剧烈的运动。因为剧烈运动，可致大汗淋漓，汗泄太多，不仅伤阴，也伤损阳气。出汗过多时，可适当饮用盐开水或绿豆盐汤，切不可饮用大量凉开水；不要立即用冷水冲头、淋浴。否则，会引起寒湿痹证、“黄汗”等多种疾病。

（5）防病保健：预防暑热伤人。夏季酷热多雨，暑湿之气容易乘虚而入，易致疰夏、中暑等病。疰夏主要表现为胸闷、胃纳欠佳、四肢无力、精神萎靡、大便稀薄、微热嗜睡、出汗多、日渐消瘦。预防疰夏，在夏令之前，可取补肺健脾益气之品，并少吃油腻厚味，减轻脾胃负担，进入夏季，宜服芳香化浊、清解湿热之方，若出现苦夏，有厌食呕恶等症，可每天用鲜藿香叶、佩兰叶各5g，飞滑石、炒麦芽各15g，甘草3g，水煎代茶饮。

如果出现全身明显乏力、头昏、胸闷、心悸、注意力不能集中、大量出汗、四肢发麻、口渴、呕恶等症状，是中暑的先兆。应立即将病人移至通风处休息，给病人喝些淡盐开水或绿豆汤，若用西瓜汁、芦根水、酸梅汤则效果更好。预防中暑的方法：合理安排工作，注意劳逸结合；避免在烈日下过度曝晒，注意室内降温；睡眠要充足；讲究饮食卫生。另外，防暑饮料和药物，如绿豆汤、酸梅汁、仁丹、十滴水、清凉油等，亦不可少。

“冬病夏治”保健。从小暑到立秋，人称“伏夏”，即“三伏天”，是全年气温最高，阳气最盛的时节。对于一些每逢冬季发作的慢性病，如慢性支气管炎、肺气肿、支气管哮喘、腹泻、痹证等阳虚证，是最佳的防治时机，称为“冬病夏治”。其中，以老年性慢性支气管炎的治疗效果最为显著。具体方法：可内服中成药，也可外敷药于穴位之上。内服药，以温肾壮阳为主，如金匮肾气丸、右归丸等，每日 2 次，每次 1 丸，连服一个月。外敷药可以用白芥子 20g，延胡索 15g，细辛 12g，甘遂 10g，研细末后，用鲜姜 60g 捣汁调糊，分别摊在 6 块直径约 5cm 的油纸或塑料薄膜上（药饼直径约 3cm，如果有麝香更好，可取 0.3g 置药饼中央），贴在双侧肺俞、心俞、膈俞，或贴在双侧肺俞、百劳、膏肓等穴位上，以胶布固定。一般贴 2 ～ 4 小时，如感灼痛，可提前取下；若局部仅微痒或有微温热舒适感，可多贴几小时。每伏贴一次，每年三次。连续三年，可增强机体非特异性免疫力，降低机体的过敏状态。通过如此治疗，有的病症可以缓解，有的病症可以根除。对于无脾肾阳虚症状表现，但属功能低下者，于夏季选服苁蓉丸、八味丸、参芪精、固本丸等药剂，也能获得较好的保健效果。

④ 秋季养生

秋季，从立秋至立冬前，包括立秋、处暑、白露、秋分、寒露、霜降六个节气。气候由热转寒，是阳气渐收，阴气渐长，由阳盛转变为阴盛的关键时期，是万物成熟收获的季节，人体阴阳的代谢也开始阳消阴长过渡。因此，秋季养生，凡精神情志、饮食起居、运动锻炼，皆以养收为原则。

（1）精神调养： 秋内应于肺。肺在志为悲，悲忧易伤肺。肺气虚，则机体对不良刺激耐受性下降，易生悲忧情结。秋高气爽，秋天是宜人的季节，但气候渐转干燥，日照减少，气温渐降；草枯叶落，花木凋零，常在一些人心中引起凄凉、垂暮之感，产生忧郁、烦躁等情绪变化。因此，《素问·四气调神大论》指出“使志安宁，以缓秋刑，收敛神气，使秋气平；无外其志，使肺气清，此秋气之应，养收之道也”，说明秋季养生首先要培养乐观情绪。保持神志安宁，以避肃杀之气；收敛神气，以适应秋天容平之气，我国古代民间有重阳节（阴历九月九日）登高赏景的习俗，也是养收之一法。登高远眺，可使人心旷神怡，一切忧郁、惆怅等不良情绪顿然消散，是调解精神的良剂。

（2）起居调养： 秋季，自然界的阳气由疏泄趋向收敛，起居作息要相应调整。《素问·四气调神大论》说：“秋三月，早卧早起，与鸡俱兴。”早卧以顺应阳气之收，早起使肺气得以舒展，且防收之太过。初秋，暑热未尽，凉风时至，天气变化无常，即使在同一地区也会有“一天有四季，十里不闻天”的情况。因而，应须多备几件秋装，做到酌情增减。不宜一下子着衣太多，否则易削弱机体对气候转冷的适应能力，容易受凉感冒。深秋时节，风大转凉，应及时增加衣服，体弱的老人和儿童，尤应注意。

（3）饮食调养：《素问·脏气法时论》说：“肺主秋……肺欲收，急食酸以收之，用酸补之，辛泻之。”酸味收敛补肺，辛味发散泻肺，秋天宜收不宜散。所以，要尽可能少食葱、姜等辛味之品，适当多食一点儿酸味果蔬。秋时肺金当令，肺金太旺则克肝木，故《金匮要略》又有“秋不食肺”之说。

秋燥易伤津液，故饮食应以滋阴润肺为佳。《饮膳正要》说：“秋气燥，宜食麻以润其燥，禁寒饮。”《臞仙神隐书》主张入秋宜食生地粥，以滋阴润燥。总之，秋季时节，可适当食用如芝麻、糯米、粳米、蜂蜜、枇杷、菠萝、乳品等柔润食物，以益胃生津，有益于健康。

（4）运动调养：秋季，天高气爽，是开展各种运动锻炼的好时期。可根据个人具体情况选择不同的锻炼项目，亦可采用《道藏·玉轴经》所载秋季养生功法，即秋季吐纳健身法，对延年益寿有一定好处。具体做法：每日清晨洗漱后，于室内闭目静坐，先叩齿 36 次，再用舌在口中搅动，待口里液满，漱炼几遍，分 3 次咽下，并意送至丹田，稍停片刻，缓缓做腹式深呼吸。吸气时，舌舔上腭，用鼻吸气，用意将气送至丹田。再将气慢慢从口呼出，呼气时要默念呬。如此反复 30 次。秋季坚持练此功，有保肺强身之功效。

（5）防病保健：秋季是肠炎、痢疾、疟疾、乙脑等病的多发季节。预防工作显得尤其重要。要搞好环境卫生，消灭蚊蝇。注意饮食卫生，不喝生水，不吃腐败变质和被污染的食物。

秋季总的气候特点是干燥，故常称之为“秋燥”。燥邪伤人，容易耗人津液，常见口干、唇干、鼻干、咽干、舌上少津、大便干结、皮肤干，甚至皲裂。预防秋燥除适当多服一些维生素外，还应服用宣肺化痰、滋阴益气的中药，如人参、沙参、西洋参、百合、杏仁、川贝等，对缓解秋燥多有良效。

❺ 冬季养生

冬三月，从立冬至立春前，包括立冬、小雪、大雪、冬至、小寒、大寒六个节气，是一年中气候最寒冷的季节。严寒凝野，朔风凛冽，阳气潜藏，阴气盛极，草木凋零，蛰虫伏藏，用冬眠状态养精蓄锐，为来春生机勃发做好准备，人体的阴阳消长代谢也处于相对缓慢的水平，成形胜于化气。因此，冬季养生之道，应着眼于一个“藏”字。

（1）精神调养： 为了保证冬令阳气伏藏的正常生理不受干扰，首先要求精神安静。为此，《素问·四气调神大论》有“冬三月，此为闭藏……使志若伏若匿。若有私意，若已有得”之说。意思是欲求精神安静，必须控制情志活动。做到如同对待他人隐私那样秘而不宣，如同获得了珍宝那样感到满足。如是，则“无扰乎阳”，养精蓄锐，有利于来春的阳气萌生。

（2）起居调养： 冬季起居作息，中医养生学主张如《素问·四气调神大论》所说：“冬三月，此为闭藏。水冰地坼，无扰乎阳；早卧晚起，必待日光。……去寒就温，无泄皮肤，使气亟夺，此冬气之应，养藏之道也。”《备急千金要方·道林养性》也说：“冬时天地气闭，血气伏藏，人不可作劳汗出，发泄阳气，有损于人也。”在寒冷的冬季里，不应当扰动阳气，破坏阴成形大于阳化气的生理比值。因此，要早睡晚起，日出而作，以保证充足的睡眠时间，以利阳气潜藏，阴精积蓄。至于防寒保暖，也必须根据“无扰乎阳”的养藏原则，做到恰如其分。衣着过少过薄，室温过低，则既耗阳气，又易感冒。反之，衣着过多过厚，室温过高，则腠理开泄，阳气不得潜藏，寒邪亦易于入侵。《素问·金匮真言论》说：“夫精者身之本也，故藏于精者，春不病温。”说明冬季节制房事，养藏保精，对于预防春季温病具有重要意义。

（3）饮食调养： 冬季饮食对正常人来说，应当遵循“秋冬养阴”，“无扰乎阳”的原则，既不宜生冷，也不宜燥热，最宜食用滋阴潜阳、热量较高的膳食为宜。为避免维生素缺乏，应摄取新鲜蔬菜。从五味与五脏关系有之，则如《素问·脏气法时论》说：“肾主冬……肾欲坚，急食苦以坚之，用苦补之，咸泻之。”这是因为冬季阳气衰微，腠理闭塞，很少出汗。减少食盐摄入量，可以减轻肾脏的负担，增加苦味可以坚肾养心。具体地说，在冬季为了保阴潜阳，宜食谷类、羊肉、鳖、龟、木耳等食品，宜食热饮食，以保护阳气。由于冬季重于养“藏”，放在此时进补是最好的时机。

（4）运动调养：“冬天动一动，少闹一场病；冬天懒一懒，多喝药一碗。”这句民谚，是以说明冬季锻炼的重要性。冬日虽寒，仍要持之以恒进行锻炼，但要避免在大风、大寒、大雪、雾露、雾霾中锻炼。还须指出，在冬天早晨，由于冷高压的影响往往会发生逆温现象，即上层气温高，而地表气温低，大气停止上下对流活动，工厂、家庭炉灶等排出的废气，不能向大气层扩散，使得户外空气相当污浊，能见度大大降低。有逆温现象的早晨，在室外进行锻炼不如室内为佳。

（5）防病保健：冬季是进补强身的最佳时机。进补的方法有两类：一是食补，一是药补。两者相较，“药补不如食补”。不论食补还是药补，均需根据体质、年龄、性别等具体情况分别对待，有针对性方能取效。

冬季是麻疹、白喉、流感、腮腺炎等疾病的好发季节，除了注意精神、饮食运动锻炼外，还可用中药预防，如大青叶、板蓝根对流感、麻疹、腮腺炎有预防作用；黄芩可以预防猩红热；兰花草、鱼腥草可预防百日咳；生牛膝能预防白喉。这些方法简便有效，可以酌情采用。

冬寒也常诱发痼疾，如支气管哮喘、慢性支气管炎等。心肌梗死等心血管病、脑血管病，以及痹证等，也多因触冒寒凉而诱发加重。因此，防寒护阳是至关重要的。同时，也要注意颜面、四肢的保健，防止冻伤。

5 交节前后的自我调养

一些急病重症往往在节气日前后发病，在节气日前后死亡。因此，重视交节前后的自我调护，不但对年老体弱者具有重要意义，对年富力强者也不例外，除了分别根据节气所在不同季节的养生方法进行调摄外，尤须注意下列各点：

（1）节气日前后两三天。要注意保存体力，不要熬夜，要保证有充足的睡眠时间。不要过分劳累，尤其不可劳汗当风。

（2）节气日前后，要注意情绪的稳定和乐观；尽量避免情绪过激。

（3）注意饮食适度，不吃过寒、过热及不易消化的食物，保持大便通畅。

（4）要注意适时增减衣服，谨防外邪侵袭机体。

（5）在四立、二至、二分八个大的节气日前后，尤其要十分慎重。年老体弱的人可适当服些保健药物（如六味地黄丸、补中益气丸等），一些急救药物应随身携带，以防万一。

（三十一）经穴养生：根据中医经络理论，按照中医经络和腧穴的功效主治，采取针、灸、推拿、按摩、运动等方式，达到疏通经络、调和阴阳目的的养生方法

经穴养生，根据中医经络理论，按照中医经络和腧穴的功效主治，采取针灸、推拿、按摩、运动等方式，达到疏通经络、调和阴阳的养生方法。《灵枢·经别》说："十二经脉者，人之所以生，病之所以成，人之所以治，病之所以起。"说明人的生长与健康，病的酿成与痊愈，与人体经络有密切关系。针灸、按摩就是根据有关经络腧穴的理论，运用针刺、艾灸、推拿、按摩等不同的方法调整经络气血，协调脏腑阴阳，达到增强体质、防病治病的目的。

针灸、按摩，方法各有不同，但其基本点是相同的，都以中医经络学说为基础，以调整经络、刺激腧穴为基本手段，以激发营卫气血的运行，从而起到和阴阳、养脏腑的作用。

针灸、按摩方法不同之处，在于使用的工具、实施的手法及形式不同。就其作用而言，也有所侧重，针法是用不同的针具刺激人体的经络腧穴，通过实施提、插、捻、转、迎、随、补、泻等不同手法，以达到激发经气、调整人体机能的目的。其所用工具为针，使用方法为刺，以手法变化来达到不同的效果；灸法则采用艾绒或其他药物，借助于药物烧灼、熏熨等温热刺激，以温通气血。其所用物品为艾绒等药物，使用方法为灸，以局部温度的刺激来达到调整机体的作用。按摩则是用手指、掌或辅助按摩器械对人体的经络、腧穴、肢体、关节等处，施以按、点、揉、搓、推、拿、抓、打、压等手法，以舒筋活血，和调表里。三种方法其实均是以手法为主，但通过不同手法达到不同目的。三种方法各有特长，属于中医外治法中三种不同类型

的方法。针刺有补有泻；灸法长于温补、温通；按摩则侧重于筋骨关节。

在中医养生的实际应用中，灸法及按摩运用较为普遍，针刺在古代多有运用，而今似不如灸及按摩应用的广泛。三者常可配合使用。欲获近期效果时，可用针法。然而对禁针的穴位，或不宜针法者，则可用灸。灸法往往较缓而持久，欲增强其效果，亦可配以针法。针而宜温者，可针、灸并施。不宜针、灸者，可用按摩法。在日常养生保健中，采用穴位按摩或温和灸法刺激经穴，既安全又有效，是非常实用的养生方法。

经络系统由经脉和络脉组成，其中经脉包括十二经脉、奇经八脉，以及附属于十二经脉的十二经别、十二经筋、十二皮部；络脉包括十五络脉和难以计数的浮络、孙络等。

十二经脉是指十二脏腑所属的经脉，是经络系统的主体，又称为“正经”。十二经脉的名称是根据脏腑、手足、阴阳而定的。它们分别隶属于十二脏腑，各经都用其所属脏腑的名称，结合循行于手足、内外、前中后的不同部位，根据阴阳学说而给予不同名称。首先用手、足将十二经脉分成手六经和足六经；凡属于六腑、循行于四肢外侧的称为阳经；凡属于五脏和心包、循行于四肢内侧的称为阴经；并根据阴阳消长变化的规律分出三阴（太阴、厥阴、少阴）、三阳（阳明、少阳、太阳）。根据上述命名规律，十二经脉的名称分别为手太阴肺经、手阳明大肠经、足阳明胃经、足太阴脾经、手少阴心经、手太阳小肠经、足太阳膀胱经、足少阴肾经、手厥阴心包经、手少阳三焦经、足少阳胆经、足厥阴肝经。

奇经八脉是与十二正经别道而奇行的八条经脉，即督脉、任脉、冲脉、带脉、阴维脉、阳维脉、阴跷脉、阳跷脉，总称奇经八脉。它们与十二正经不同，既无脏腑属络，无阴升阳降的规律，也无表里配合关系，而别道奇行，但与奇恒之府（脑、髓、骨、脉、胆、女子胞）有密切联系，故称“奇经”。其中督脉、任脉、冲脉皆起于胞中，同出会阴而后分三路循行，故称“一源三歧”。督脉可调节全身阳经脉气，故称“阳脉之海”；任脉可调节全身阴经脉气，故称“阴脉之海”；冲脉可涵蓄调节十二经气血，故称“十二经之海”，又称“血海”。以下简要介绍十二经脉和任督二脉的分布走行，并对每条经脉上重要的腧穴加以介绍。

❶ 手太阴肺经（表 1）

（1）经脉循行：起于中焦，向下联络大肠，回绕过来沿着胃上口，通过横膈，属于肺脏，从肺系（肺与喉咙连系的部位）横行出来（中府），向下沿着上臂内侧，行于手少阴经和手厥阴经的前面，下行到肘窝中，沿着前臂内侧桡侧前缘，进入寸口，经过鱼际，沿着鱼际边缘，出拇指内侧端（少商）；手腕后方的支脉：从列缺处分出，直走向食指内侧端（商阳），与手阳明大肠经相接。

（2）主治概要：本经腧穴主要治疗肺、胸、喉、头面和经脉循行部位的其他病症。

表 1　手太阴肺经重要腧穴列举

穴位名称	定位	主治	备注
中府	在胸部，横平第 1 肋间隙，锁骨下窝外侧，前正中线旁开 6 寸	①咳嗽，气喘 ②胸痛，肩背痛	肺募穴，手、足太阴交会穴
尺泽	在肘区，肘横纹上，肱二头肌腱桡侧缘凹陷中	①咳嗽，气喘，咯血，潮热，胸部胀满，咽喉肿痛 ②急性腹痛吐泻 ③肘臂挛痛	合穴
孔最	在前臂前区，腕掌侧远端横纹上 7 寸，尺泽与太渊连线上	①咯血，鼻衄，咳嗽，气喘，咽喉肿痛，热病无汗 ②痔血 ③肘臂挛痛	郄穴
列缺	在前臂，腕掌侧远端横纹上 1.5 寸，拇短伸肌腱与拇长展肌腱之间，拇长展肌腱沟的凹陷中	①外感头痛，项强，咳嗽，气喘，咽喉肿痛 ②口㖞，齿痛	络穴、八脉交会穴，通任脉
太渊	在腕前区，桡骨茎突与舟状骨之间，拇长展肌腱尺侧凹陷中	①外感，咳嗽，气喘，咽喉肿痛，胸痛 ②无脉症 ③腕臂痛	输穴，原穴，八会穴（脉会）
鱼际	在手外侧，第 1 掌骨桡侧中点赤白肉际处	①咳嗽，哮喘，咯血 ②咽喉肿痛，失音，发热	荥穴

穴位名称	定位	主治	备注
少商	在手指，拇指末节桡侧，指甲根角侧上方0.1寸（指寸）	①咽喉肿痛，发热，咳嗽，失音，鼻衄 ②昏迷，癫狂 ③指肿、麻木	井穴

❷ 手阳明大肠经（表2）

（1）经脉循行： 起于食指桡侧端（商阳），沿食指内（桡）侧向上，通过第1、2掌骨之间（合谷），向上进入两筋（拇长伸肌腱与拇短伸肌腱）之间的凹陷处，沿前臂前缘，至肘外侧，再沿上臂外侧前缘，上走肩端（肩髃），沿肩峰前缘，向上出于颈椎“手足三阳经聚会处”（大椎，属督脉），向下进入缺盆（锁骨上窝部），联络肺脏，通过横膈，属于大肠。

缺盆部支脉：上走颈部，通过面颊，进入下齿龈，回绕至上唇，交叉于人中，左脉向右，右脉向左，分布于鼻孔两侧（迎香），与足阳明胃经相接。

（2）主治概要： 本经腧穴主治头面、五官、咽喉病，热病及经脉循行部位的其他病证。

表2　手阳明大肠经重要腧穴列举

穴位名称	定位	主治	备注
商阳	在手指，食指末节桡侧，指甲根角侧上方0.1寸（指寸）	①咽喉肿痛，齿痛，耳聋 ②热病，昏迷 ③手指麻木	井穴
合谷	在手背，第2掌骨桡侧的中点处	①头痛，齿痛，目赤肿痛，咽喉肿痛，鼻衄，耳聋，痄腮，牙关紧闭，口㖞 ②热病，无汗，多汗 ③滞产，经闭，腹痛，便秘 ④上肢疼痛、不遂	原穴
阳溪	在腕区，腕背侧远端横纹桡侧，桡骨茎突远端，解剖学“鼻咽窝”凹陷中	①头痛，目赤肿痛，齿痛，咽喉肿痛 ②手腕痛	经穴

·续表·

穴位名称	定位	主治	备注
偏历	在前臂，腕背侧远端横纹上 3 寸，阳溪与曲池连线上	①目赤，耳聋，鼻衄，喉痛 ②水肿 ③手臂酸痛	络穴
手三里	在前臂，肘横纹下 2 寸，阳溪与曲池连线上	①肩臂麻痛，上肢不遂 ②腹痛，腹泻 ③齿痛颊肿	
曲池	在肘区，尺泽与肱骨外上髁连线的中点处	①热病，咽喉肿痛，齿痛，目赤痛，头痛，眩晕，癫狂 ②上肢不遂，手臂肿痛，瘰疬 ③隐疹 ④腹痛，吐泻，月经不调	合穴
肩髃	在三角肌区，肩峰外侧缘前端与肱骨大结节两骨间凹陷中	①上肢不遂，肩痛不举，瘰疬 ②隐疹	手阳明、阳跻交会穴
迎香	在面部，鼻翼外缘中点旁，鼻唇沟中	①鼻塞，鼽衄，口㖞，面痒 ②胆道蛔虫症	手、足阳明交会穴

③ 足阳明胃经（表 3）

（1）经脉循行：起于鼻翼两侧（迎香），上行到鼻根部，与旁侧足太阳经交会，向下沿着鼻的外侧（承泣），进入上齿龈内，回出环绕口唇，向下交会于颏唇沟承浆（任脉）处，再向后沿着口腮后下方，出于下颌大迎处，沿着下颌角颊车，上行耳前，经过上关（足少阳经），沿着发际，到达前额（神庭）。

面部支脉：从大迎前下走人迎，沿着喉咙，进入缺盆部，向下通过横膈，属于胃，联络脾脏。

缺盆部直行的脉：经乳头，向下夹脐旁，进入少腹两侧气冲。

胃下口部支脉：沿着腹里向下到气冲会合，再由此下行至髀关，直抵伏兔部，下至膝盖，沿着胫骨外侧前缘，下经足跗，进入第 2 足趾外侧端（厉兑）。

胫部支脉：从膝下 3 寸（足三里）处分出，进入足中趾外侧。

足跗部支脉：从跗上（冲阳）分出，进入足大趾内侧端（隐白），与足太阴脾经相接。

（2）主治概要：本经腧穴主治胃肠病，头面、目、鼻、口齿病，神志病，以及经脉循行部位的其他病证。

表3　足阳明胃经重要腧穴列举

穴位名称	定位	主治	备注
四白	在面部，眶下孔处	①目赤肿痛，目翳，眼睑瞤动，近视 ②面痛，口㖞，胆道蛔虫症 ③头痛、眩晕	
地仓	在面部，口角旁开0.4寸（指寸）	①口㖞，流涎 ②眼睑瞤动	
下关	在面部，颧弓下缘中央与下颌切迹之间凹陷中	①耳聋，耳鸣，聤耳 ②齿痛，口㖞，面痛	足阳明、少阳交会穴
头维	在头部，额角发际直上0.5寸，头正中线旁开4.5寸	①头痛，眩晕 ②目痛，迎风流泪，眼睑瞤动	足阳明、少阳、阳维交会穴
天枢	在腹部，横平脐中，前正中线旁开2寸	①腹胀肠鸣，绕脐腹痛，便秘，泄泻，痢疾 ②癥瘕，月经不调，痛经	大肠募穴
水道	在下腹部，脐中下3寸，前正中线旁开2寸	①水肿，小便不利，小腹胀满 ②痛经，不孕，疝气	
归来	在下腹部，脐中下4寸，前正中线旁开2寸	①腹痛，疝气 ②闭经，月经不调，阴挺，带下	
梁丘	在股前区，髌底上2寸，股外侧肌与股直肌肌腱之间	①急性胃痛，乳痈 ②膝关节肿痛，下肢不遂	郄穴

穴位名称	定位	主治	备注
足三里	在小腿外侧，犊鼻下3寸，犊鼻与解溪连线上	①胃痛，呕吐，噎嗝，腹胀，腹痛，肠鸣，消化不良，泄泻，便秘，痢疾，乳痈 ②虚劳羸瘦，咳嗽气喘，心悸气短，头晕 ③失眠，癫狂 ④膝病，下肢痿痹，脚气．水肿	合穴
上巨虚	在小腿外侧，犊鼻下6寸，犊鼻与解溪连线上	①肠中切痛，肠痈，泄泻，便秘 ②下肢痿痹，脚气	大肠下合穴
下巨虚	在小腿外侧，犊鼻下9寸，犊鼻与解溪连线上	①小腹痛，腰脊痛引睾丸 ②泄泻，痢疾，乳痈 ③下肢痿痹	小肠下合穴
丰隆	在小腿外侧，外踝尖上8寸，胫骨前肌的外缘	①咳嗽，痰多，哮喘 ②头痛，眩晕，癫狂痫 ③下肢痿痹	络穴
解溪	在踝区，踝关节前面中央凹陷中，趾长伸肌腱与趾长伸肌腱之间	①头痛，眩晕，癫狂 ②腹胀，便秘 ③下肢痿痹，足踝肿痛	经穴
内庭	在足背，第2、3趾间，趾蹼缘后方赤白肉际处	①齿痛，咽喉肿痛，口㖞，鼻衄，热病 ②腹痛，腹胀，便秘，痢疾 ③足背肿痛	荥穴
厉兑	在足趾，第2趾末节外侧，趾甲根角侧后方0.1寸（指寸）	①齿痛，口㖞，咽喉肿痛，鼻衄，癫狂，热病 ②足背肿痛	井穴

❹ 足太阴脾经（表4）

（1）经脉循行：起于足大趾末端（隐白），沿着大趾内侧赤白肉际，经过大趾本节后的第1跖趾关节后面，上行至内踝前面，再上腿肚，沿着胫骨后面，交出足厥阴经的前面，经膝股部内侧前缘，进入腹部，属于脾脏，联络胃，通过横膈上行，咽部两旁，连系舌根，分散于舌下。

胃部支脉：向上通过横膈，流注于心中，与手少阴心经相接。

（2）主治概要：本经腧穴主治脾胃病、妇科、前阴病及经脉循行部位的其他病证。

表 4　足太阴脾经重要腧穴列举

穴位名称	定位	主治	备注
隐白	在足大趾末节内侧，趾甲根角侧后方 0.1 寸（指寸）	①月经过多，崩漏，尿血，便血 ②腹胀 ③癫狂，梦魇，多梦，惊风	井穴
太白	在跖区，第 1 跖趾关节近端赤白肉际凹陷中	①胃痛，腹胀，腹痛，泄泻，痢疾，便秘，纳呆 ②体重节痛，脚气	输穴、原穴
公孙	在跖区，第 1 跖骨底的前下缘赤白肉际处	①目痛，呕吐，腹胀，腹痛，泄泻，痢疾 ②心痛，胸闷	络穴、八脉交会穴，通冲脉
三阴交	在小腿内侧，内踝尖上 3 寸，胫骨内侧缘后际	①月经不调，崩漏，带下，阴挺，经闭，难产，产后血晕，恶露不尽，不孕，遗精，阳痿，阴茎痛，疝气，小便不利，遗尿，水肿 ②肠鸣腹胀，泄泻，便秘 ③失眠，眩晕 ④下肢痿痹，脚气	足太阴、少阴、厥阴经交会穴
地机	在小腿内侧，阴陵泉下 3 寸，胫骨内侧缘后际	①腹胀，腹痛，泄泻，水肿，小便不利 ②月经不调，痛经，遗精 ③腰痛，下肢痿痹	郄穴
阴陵泉	在小腿内侧，胫骨内侧髁下缘与胫骨内侧缘之间的凹陷中	①腹胀，水肿，黄疸，泄泻，小便不利或失禁 ②阴茎痛，遗精，妇人阴痛，带下 ③膝痛	合穴
血海	在股前区，髌底内侧端上 2 寸，股内侧肌隆起处	①月经不调，经闭，崩漏 ②湿疹，隐疹，丹毒	
大横	在腹部，脐中旁开 4 寸	泄泻，便秘，腹痛	

·续表·

穴位名称	定位	主治	备注
大包	在胸外侧区，第6肋间隙，在腋中线上	①咳喘，胸胁胀痛 ②全身疼痛，四肢无力	脾之大络

❺ 手少阴心经（表5）

（1）经脉循行：起于心中，出属“心系”（心与其他脏器相连系的部位），通过横膈，联络小肠。

“心系”向上的脉：夹着咽喉上行，连系于“目系”（眼球连系于脑的部位）。

“心系”直行的脉：上行于肺部，再向下出于腋窝部（极泉），沿着上臂内侧后缘，行于手太阴经和手厥阴经的后面，到达肘窝，沿前臂内侧后缘，至掌后豌豆骨部，进入掌内，沿小指内侧至末端（少冲），与手太阳小肠经相接。

（2）主治概要：本经腧穴主治心、胸、神志病和经脉循行部位的其他病证。

表5　手少阴心经重要腧穴列举

穴位名称	定位	主治	备注
极泉	在腋区，腋窝中央，腋动脉搏动处	①心痛，心悸 ②胸闷气短，胁肋疼痛 ②肩臂疼痛，上肢不遂，瘰疬	
少海	在肘前区，横平肘横纹，肱骨内上髁前缘	①心痛 ②腋胁痛，肘臂挛痛麻木，手颤 ③瘰疬	合穴
通里	在前臂前区，腕掌侧远端横纹上1寸，尺侧腕屈肌腱的桡侧缘	①暴喑，舌强不语 ②心悸，怔忡 ③腕臂痛	络穴
阴郄	在前臂前区，腕掌侧远端横纹上0.5寸，尺侧腕屈肌腱的桡侧缘	①心痛，惊悸 ②吐血，衄血，骨蒸盗汗 ③暴喑	郄穴

·续表·

穴位名称	定位	主治	备注
神门	在腕前区，腕掌侧远端横纹尺侧端，尺侧腕屈肌腱的桡侧缘	①失眠，健忘，呆痴，癫狂痫 ②心痛，心烦，惊悸	输穴，原穴
少冲	手指，小指末节桡侧，指甲根角侧上方 0.1 寸（指寸）	①心悸，心痛 ②癫狂，热病，昏迷 ③胸胁痛	井穴

⑥ 手太阳小肠经（表 6）

（1）经脉循行：起于手小指外侧端（少泽），沿着手背外侧至腕部，出于尺骨茎突，直上沿着前臂外侧后缘，经尺骨鹰嘴与肱骨内上髁之间，沿上臂外侧后缘，出于肩关节，绕行肩胛部，交会于大椎（督脉），向下进入缺盆部，联络心脏，沿着食管，通过横膈，到达胃部，属于小肠。

缺盆部支脉：沿着颈部，上达面颊，至目外眦，转入耳中（听宫）。

颊部支脉：上行目眶下，抵于鼻旁，至目内眦（睛明），与足太阳膀胱经相接，而又斜行络于颧骨部。

（2）主治概要：本经腧穴主治头、项、耳、目、咽喉病，热病，神志病，以及经脉循行部位的其他病证。

表 6　手太阳小肠经重要腧穴列举

穴位名称	定位	主治	备注
少泽	在手指，小指末节尺侧，指甲根角侧上方 0.1 寸（指寸）	①头痛，目翳，咽喉肿痛，耳聋，耳鸣 ②乳痈，乳汁少 ③昏迷，热病	井穴
后溪	在手内侧，第 5 掌指关节尺侧近端赤白肉际凹陷中	①头项强痛，腰背痛 ②目赤，耳聋，咽喉肿痛，癫狂痫 ③盗汗，疟疾 ④手指及肘臂挛急	输穴，八脉交会穴，通督脉

·续表·

穴位名称	定位	主治	备注
腕骨	在腕区，第5掌骨底与三角骨之间的赤白肉际凹陷中	①头项强痛，耳鸣，目翳 ②黄疸，消渴，热病，疟疾 ③指挛腕痛	原穴
养老	在前臂后区，腕背横纹上1寸，尺骨头桡侧凹陷中	①目视不明，头痛，面痛 ②肩、背、肘、臂酸痛，急性腰痛，项强	郄穴
支正	在前臂后区，腕背侧远端横纹上5寸，尺骨尺侧与尺侧腕屈肌之间	①头痛，目眩 ②热病，癫狂 ③项强，肘臂酸痛	络穴
小海	在肘后区，尺骨鹰嘴与肱骨内上髁之间凹陷中	①肘臂疼痛 ②癫痫	合穴
肩贞	在肩胛区，肩关节后下方，腋后纹头直上1寸	①肩背疼痛，手臂麻痛，瘰疬 ②耳鸣	
天宗	在肩胛区，肩胛冈中点与肩胛骨下角连线上1/3与下2/3交点凹陷中	①肩胛疼痛 ②乳痈 ③气喘	
颧髎	在面部，颧骨下缘，目外眦直下凹陷中	口㖞，眼睑瞤动，齿痛，面痛，颊肿	手少阳、太阳经交会穴
听宫	在面部，耳屏正中与下颌骨髁突之间的凹陷中	①耳鸣，耳聋，聤耳，齿痛 ②癫狂痫	手足少阳、手太阳交会穴

⑦ 足太阳膀胱经（表7）

（1）经脉循行：起于目内眦（睛明），上额，交会于颠顶（百会，属督脉）。

颠顶部支脉：从头顶到颞颥部。

颠顶部直行的脉：从头顶入里联络于脑，回出分开下行项后，沿着肩胛部内侧，夹着脊柱，到达腰部，从脊旁肌肉进入体腔，联络肾脏，属于膀胱。

腰部的支脉：向下通过臀部，进入腘窝中。

后项的支脉：通过肩胛骨内缘直下，经过臀部（环跳，属足少阳胆经）

下行，沿着大腿后外侧，与腰部下来的支脉会合于腘窝中，从此向下，通过腓肠肌，出于外踝的后面，沿着第 5 跖骨粗隆，至小趾外侧端（至阴），与足少阴经相接。

（2）主治概要：本经腧穴主治头、目、项、背、腰、下肢部病证，神志病，以及背部各背俞穴和第二侧线腧穴相关的脏腑、组织和器官的病证。

表 7　足太阳膀胱经重要腧穴列举

穴名名称	定位	主治	备注
睛明	目内眦角稍上方凹陷处	目赤肿痛，迎风流泪、夜盲、色盲、目痒、近视等	手足太阳、足阳明、阳跻、阴跻五脉之会
攒竹	眉头凹陷中，约在目内眦直上	头痛，眉棱骨痛，眼肌痉挛，眼睑下垂，口眼歪斜，目视不明，流泪，目赤肿痛等	
天柱	哑门穴旁开 1.3 寸，当项后入发际处。	①后头痛，眩晕，项强，肩背腰痛 ②鼻塞流涕 ③癫狂痫，落枕，健忘等	
大杼	第 1 胸椎棘突下，旁开 1.5 寸	①咳嗽 ②头痛，项强，肩背痛等	手足太阳、少阳之会，督脉别络，骨会大杼
风门	第 2 胸椎棘突下，旁开 1.5 寸	①感冒，咳嗽，发热，头痛 ②项强，胸背痛等	督脉、足太阳之会
肺俞	第 3 胸椎棘突下，旁开 1.5 寸	①咳嗽，气喘，咯血 ②骨蒸潮热，盗汗等	背俞穴
心俞	第 5 胸椎棘突下，旁开 1.5 寸	①心痛，惊悸，失眠，健忘 ②癫痫，盗汗，咳嗽，吐血等	
膈俞	第 7 胸椎棘突下，旁开 1.5 寸	①呕吐，呃逆，气喘 ②吐血等上逆之症，贫血 ③隐疹，皮肤瘙痒，潮热，盗汗等	血会

·续表·

穴名名称	定位	主治	备注
肝俞	第9胸椎棘突下，旁开1.5寸	①胸胁胀痛，肝炎，黄疸 ②目眩，夜盲 ③月经不调，癫狂痫，脊背痛等	背俞穴
胆俞	第10胸椎棘突下，旁开1.5寸	①黄疸，口苦，胁痛 ②肺痨，潮热等	背俞穴
脾俞	第11胸椎棘突下，旁开1.5寸	①腹胀，纳呆，呕吐，腹泻，痢疾，便血 ②水肿，癥瘕、积聚，四肢乏力等	背俞穴
胃俞	第12胸椎棘突下，旁开1.5寸	胃脘痛，呕吐，腹胀，肠鸣等	背俞穴
肾俞	第2腰椎棘突下，旁开1.5寸	①腰痛，遗尿，遗精，阳痿，月经不调，带下 ②耳鸣，耳聋等	背俞穴
大肠俞	第4腰椎棘突下，旁开1.5寸	①腰腿痛 ②腹胀，腹泻，便秘，肠痈，痔漏，脱肛等	背俞穴
次髎	第2骶后孔中	①月经不调，痛经，带下等妇科疾患 ③小便不利，遗精，疝气，腰骶痛，下肢痿痹等	
承扶	臀下横纹正中	腰骶臀股部疼痛，痔疾，下肢不遂等	
委中	腘窝横纹中点	腰背痛，下肢痿痹，腹痛，急性吐泻，小便不利，遗尿，丹毒，腘筋挛急等	合穴
膏肓	第4胸椎棘突下，旁开3寸	①咳嗽，气喘，肺痨 ②肩胛痛，四肢倦怠，虚劳	
肓门	第1腰椎棘突下，旁开3寸	腹痛，痞块，便秘，乳痈等	
志室	第2腰椎棘突下，旁开3寸。	遗精，阳痿，小便不利，腰脊强痛等	

穴名名称	定位	主治	备注
秩边	横平第4骶后孔，骶正中嵴旁开3寸	腰骶痛，下肢痿痹，小便不利，便秘，痔疾等	
承山	腓肠肌两肌腹之间凹陷的顶端处，约在委中穴与昆仑穴之间中点	腰腿拘急、疼痛，痔疾，便秘，足跟痛，下肢不遂等	
飞扬	昆仑穴直上7寸，承山穴外下方1寸处	①头痛，目眩 ②腰腿疼痛，痔疾，脚气等	络穴
昆仑	外踝尖与跟腱之间的凹陷处	①后头痛，项强 ②腰骶疼痛，足踝肿痛，癫痫，难产，脚气，足跟痛等	经穴
申脉	外踝直下方凹陷中	①头痛，眩晕，癫狂痫 ②失眠，腰腿酸痛等	八脉交会穴
京骨	第5跖骨粗隆下方，赤白肉际处	①头痛，心悸 ②项强，腰痛，癫痫等	原穴
至阴	足小趾外侧趾甲角旁0.1寸	①胎位不正，难产 ②头痛，目痛，鼻塞，鼻衄	井穴

⑧ 足少阴肾经（表8）

（1）经脉循行：起于足小指之下，斜向足心（涌泉），出于舟骨粗隆下，沿内踝后，进入足跟，再向上行于腿肚内侧，出腘窝的内侧，向上行股内后缘，通向脊柱（长强，属督脉），属于肾脏；还出于前，向上行腹部前正中线旁开0. 5寸，胸部前正中线旁开2寸，终止于锁骨下缘（俞府），联络膀胱。

肾脏部直行的脉：从肾，向上通过肝和横膈，进入肺中，沿着喉咙，夹于舌根部。

肺部支脉：从肺部出来，联络心脏，流注于胸中，与手厥阴心包经相接。

（2）主治概要：本经腧穴主治妇科、前阴病和肾、肺、咽喉病及经脉循行部位的其他病证。

表 8 足少阴肾经重要腧穴列举

穴名名称	定位	主治	备注
涌泉	足趾跖屈时，约当足底（去趾）前 1/3 凹陷处	①昏厥，中暑，癫狂痫 ②小儿惊风 ③头痛，头晕，目眩，失眠 ④咯血，咽喉肿痛，喉痹，大便难，小便不利，奔豚气，足心热等	井穴
然谷	内踝前下方，足舟骨粗隆下缘凹陷中	①月经不调，阴挺，阴痒，白浊，遗精，阳痿 ②消渴，腹泻，小便不利，咯血，咽喉肿痛，足跗肿痛	荥穴
太溪	内踝高点与跟腱后缘连线的中点凹陷处	①头痛，目眩，失眠，健忘 ②咽喉肿痛，齿痛，耳鸣，耳聋 ②咳嗽，气喘，咯血，胸痛，消渴 ③小便频数，便秘，月经不调，遗精，阳痿，腰脊痛等	输穴、原穴
大钟	太溪穴下 0.5 寸，当跟骨内侧前缘	①痴呆 ②癃闭，遗尿，便秘，月经不调 ③咯血，气喘，腰脊强痛，足跟痛等	络穴
照海	内踝高点正下缘凹陷处	①失眠，癫痫 ②咽喉干痛，目赤肿痛 ③月经不调，带下，阴挺 ④小便频数，癃闭等	八脉交会穴
复溜	太溪穴上 2 寸，当跟腱的前缘	①水肿，自汗，盗汗，腹胀，腹泻 ②腰脊强痛，下肢痿痹等	经穴
阴谷	屈膝，腘窝内侧，当半腱肌腱与半膜肌腱之间	①阳痿，月经不调，崩漏，小便不利，阴囊湿痒 ②膝股内侧痛等	合穴

·续表·

穴名名称	定位	主治	备注
大赫	脐下 4 寸，前正中线旁开 0.5 寸	遗精，阳痿，阴挺，带下等	足少阴、冲脉之会

⑨ 手厥阴心包经（表 9）

（1）经脉循行：起于胸中，出属心包络，向下通过横膈，从胸至腹依次联络上、中、下三焦。

胸部支脉：沿着胸中，出于胁部，至腋下 3 寸处（天池），上行到腋窝中，沿上臂内侧，行于手太阴和手少阴之间，进入肘窝中，向下行于前臂两筋（掌长肌腱与桡侧腕屈肌腱）的中间，进入掌中，沿着中指到指端（中冲）。

掌中支脉：从劳宫分出，沿着无名指到指端（关冲），与手少阳三焦经相接。

（2）主治概要：本经腧穴主治心、胸、胃、神志病及经脉循行部位的其他病证。

表 9　手厥阴心包经重要腧穴列举

穴名名称	定位	主治	备注
天池	乳头外侧 1 寸，当第四肋间隙中	①咳嗽，痰多，胸闷，气喘 ②胸痛，乳痈，瘰疬，腋下肿痛等	手足厥阴，手足少阳之会
曲泽	肘微屈，肘横纹中，肱二头肌腱尺侧缘	①心痛，心悸，善惊胃痛 ②呕血，呕吐，暑热病，肘臂挛痛	合穴
郄门	腕横纹上 5 寸，掌长肌腱与桡侧腕屈肌腱之间	①心痛，心悸，心烦胸痛 ②咯血，呕血，衄血，疔疮 ③癫痫	郄穴
间使	腕横纹上 3 寸，掌长肌腱与桡侧腕屈肌腱之间	①心痛，心悸 ②胃痛，呕吐 ③热病，疟疾，癫狂痫	经穴

·续表·

穴名名称	定位	主治	备注
内关	腕横纹上2寸，掌长肌腱与桡侧腕屈肌腱之间。	①心痛，心悸 ②胃痛，呕吐，呃逆，胁痛，胁下痞块 ③中风，失眠，眩晕，郁证，癫狂痫，偏头痛，热病，肘臂挛痛等	络穴、八脉交会穴
大陵	腕横纹中央，掌长肌腱与桡侧腕屈肌腱之间	①心痛，心悸，胃痛，呕吐，口臭 ②胸胁满痛，喜笑悲恐，癫狂痫，臂、腕挛痛	输穴、原穴
劳宫	第2、3掌骨之间。握拳，中指指尖所点处	①中风昏迷，中暑 ②心痛，烦闷，癫狂痫，口疮，口臭，鹅掌风等	荥穴
中冲	中指尖端的中央	①中风昏迷，舌强不语 ②中暑，昏厥，小儿惊风，热病等	井穴

⑩ 手少阳三焦经（表10）

（1）经脉循行：起于无名指末端（关冲），向上出于第4、5掌骨间，沿着腕背，出于前臂外侧桡骨和尺骨之间，向上通过肘尖，沿上臂外侧，上达肩部，交出足少阳经的后面，向前进入缺盆部，分布于胸中，联络心包，向下通过横膈，从胸至腹，属于上、中、下三焦。

胸中的支脉：从胸向上，出于缺盆部，上走项部，沿耳后直上，出于耳部上行额角，再屈而下行至面颊部，到达眶下部。

耳部支脉：从耳后进人耳中，出走耳前，与前脉交叉于面颊部，到达目外眦（丝竹空之下），与足少阳胆经相接。

（2）主治概要：本经腧穴主治头、耳、目、胸胁、咽喉病，热病，以及经脉循行部位的其他病证。

表 10　手少阳三焦经重要腧穴列举

穴名名称	定位	主治	备注
关冲	无名指尺侧指甲根角旁 0.1 寸	①头痛，目赤，耳鸣，耳聋，喉痹，舌强 ②热病，心烦，吐泻等	井穴
中渚	手背，第 4、5 掌骨小头后缘之间凹陷中	①头痛，目赤，耳鸣，耳聋，喉痹，热病 ②肩背肘臂酸痛，手指不能屈伸等	输穴
阳池	腕背横纹中，指总伸肌腱尺侧缘凹陷中	①目赤肿痛，耳聋，喉痹 ②消渴，口干 ③腕痛，肩臂痛等	原穴
支沟	腕横纹上 3 寸，掌长肌腱与桡侧腕屈肌腱之间	①便秘 ②耳鸣，耳聋，暴喑，瘰疬 ③胁肋疼痛，热病等	经穴
天井	屈肘，尺骨鹰嘴上 1 寸凹陷中	①耳聋 ②癫痫，瘰疬，瘿气 ③偏头痛，胁肋痛，颈项肩臂痛等	合穴
肩髎	肩峰后下方，上臂外展时，当肩髃穴后约 1 寸处	肩臂挛痛，上肢不遂等	
翳风	乳突前下方与耳垂之间的凹陷中	耳鸣，耳聋，口眼歪斜，牙关紧闭，颊肿，瘰疬等	手足少阳之会
角孙	当耳尖发际处	头痛，项强，目赤肿痛，目翳，齿痛，颊肿等	手足少阳、手太阳之会
丝竹空	眉梢的凹陷处	癫痫，头痛，眩晕，目赤肿痛，眼睑瞤动，齿痛等	

⑪ 足少阳胆经（表 11）

（1）经脉循行：起于目外眦（瞳子髎），向上到达额角部（颔厌），下行到耳后（风池），沿着颈部行于手少阳经的前面，到肩上交出手少阳经的后面，向下进入缺盆部。

耳部的支脉：从耳后进入耳中，出走耳前，到目外眦后方。

外眦部的支脉：从目外眦处分出，下走大迎，会合于手少阳经到达目眶下，下行经颊车，由颈部向下会合前脉于缺盆，然后向下进入胸中，通过横膈，联络肝脏，属于胆，沿着胁肋内，出于少腹两侧腹股沟动脉部，经过外阴部毛际，横行于髋关节部（环跳）。

缺盆部直行的脉：下行腋部，沿着侧胸部，经过季胁，向下会合前脉于髋关节部，再向下沿着大腿的外侧，出于膝外侧，下行经腓骨前面，直下到达腓骨下段，再下到外踝的前面，沿足背部，进入足第4趾外侧端（足窍阴）。

足背部支脉：从足临泣处分出，沿着第1、2跖骨之间，出于大趾端，穿过趾甲，回过来到趾甲后的毫毛部（大敦，属肝经），与足厥阴肝经相接。

（2）主治概要： 本经腧穴主治头、目、耳、咽喉病，神志病，热病，以及经脉循行部位的其他病证。

表11　足少阳胆经重要腧穴列举

穴名名称	定位	主治	备注
瞳子髎	目外眦角外侧约五分，凹陷中	头痛，目赤，目痒，流泪，目翳，视力衰退，口眼歪斜	手足少阳、手太阳之会
听会	听宫穴直下，当耳屏间切迹前凹陷处，张口取之	耳聋，耳鸣，齿痛，口眼歪斜，耳中肿痛，腮肿	
率谷	耳尖直上入发际1.5寸，角孙直上方	①偏头痛，眩晕，呕吐 ②小儿惊风	足少阳、太阳之会
阳白	当瞳孔直上，眉上1寸	前额痛，眉棱骨痛，目痛，目眩，眼睑瞤动，眼睑下垂，迎风流泪	足少阳、阳维之会
头临泣	瞳孔直上入前发际0.5寸，神庭与头维连线的中点处	①头痛，目眩，迎风流泪 ②目外眦痛 ③鼻塞，鼻渊	足少阳、太阳、阳维之会

穴名名称	定位	主治	备注
风池	当枕骨之下，与风府相平，胸锁乳突肌与斜方肌上端之间的凹陷处	①头痛，眩晕，失眠，颈项强痛 ②目视不明，青盲，目赤痛，耳鸣 ③抽搐，痫证，小儿惊风 ④热病，感冒 ⑤鼻塞，鼻渊	手足少阳、阳维之会
肩井	前直乳中，当大椎与肩峰端连线的中点上	①颈项强痛，肩背痛，臂不举 ②乳汁不下，乳痈，瘰疬，中风，难产	手足少阳、足阳明、阳维之会
日月	在上腹部，当乳头直上，第7肋间隙，前正中线旁开4寸	①胁痛，呕吐，吞酸，呃逆 ②黄疸，乳痈	足太阴、少阳、阳维之会、募穴
带脉	在侧腹部，章门下1.8寸，当第11肋游离端下方垂线与脐水平线的交点上	①月经不调，闭经，赤白带下 ②腹痛，疝气，腰胁痛	足少阳、带脉之会
环跳	在臀外下部，当股骨大转子最凸点与骶管裂孔连线的外1/3与中1/3交点处	腰腿痛，下肢痿痹，半身不遂	足少阳、太阳之会
风市	在大腿外侧部的中线上，当腘横纹上7寸，或直立垂手时，中指尖处	①腰腿疼痛，下肢痿痹，脚气 ②全身瘙痒	
阳陵泉	在小腿外侧，当腓骨头前下方凹陷处	①半身不遂，下肢痿痹，麻木，膝膑肿痛，脚气，胁肋痛 ②口苦，呕吐，黄疸 ③小儿惊风	合穴、筋会
光明	在小腿外侧，当外踝尖上5寸，腓骨前缘	①膝痛，下肢痿痹 ②目视不明，目痛，夜盲 ③乳胀痛	络穴
悬钟	在小腿外侧，当外踝尖上3寸，腓骨前缘	①中风，半身不遂，颈项痛 ②腹胀，胁痛，下肢痿痹，足胫挛痛，脚气	足三阳经之大络、髓会

穴名名称	定位	主治	备注
丘墟	在足外踝的前下方，当趾长伸肌腱的外侧凹陷处	①颈项痛，腋下肿，胸胁痛 ②呕吐，嗳酸，下肢痿痹 ③外踝肿痛 ④疟疾	原穴
足临泣	在足背外侧，当足 4 趾本节（第 4 跖趾关节）的后方，小趾伸肌腱的外侧凹陷处	①头痛，目眩，目外眦痛 ②瘰疬，胁肋痛 ③乳房胀痛，月经不调 ④足跗肿痛，足趾挛痛	输穴、八脉交会穴
侠溪	在足背外侧，当第 4、5 趾间，趾蹼缘后方赤白肉际处	①头痛，眩晕，目外眦痛 ②耳鸣，耳聋，颊肿 ③胁肋痛，乳房胀痛 ④热病	荥穴
足窍阴	在足第四趾末节外侧，距趾甲角 0.1 寸	①偏头痛，耳聋，耳鸣，目痛 ②多梦 ③热病	井穴

⑫ 足厥阴肝经（表 12）

（1）经脉循行：起于足大趾上毫毛部（大敦），沿着足跗部向上，经过内踝前 1 寸处（中封），向上至内踝上 8 寸处交出于足太阴经的后面，上行膝内侧，沿着股部内侧，进入阴毛中，绕过阴部，上达小腹，夹着胃旁，属于肝脏，联络胆腑，向上通过横膈，分布于胁肋，沿着喉咙的后面，向上进入鼻咽部，连接于“目系”（眼球连系于脑的部位），向上出于前额，与督脉会合于颠顶。

“目系”的支脉：下行颊里，环绕唇内。

肝部的支脉：从肝分出，通过横膈，向上流注于肺，与手太阴肺经相接。

（2）主治概要：本经腧穴主治肝病、妇科、前阴病，以及经脉循行部位的其他病证。

表 12　足厥阴肝经重要腧穴列举

穴名名称	定位	主治	备注
大敦	在足大趾末节外侧，距趾甲角 0.1 寸。	①疝气，遗尿，崩漏，阴挺 ②痫证	井穴
行间	在足背侧，当第 1、2 趾间，趾蹼缘的后方赤白肉际处	①头痛，眩晕，雀目 ②口㖞，胁痛，腹胀，疝痛 ③小便不利，尿痛 ④月经不调 ⑤痫证，失眠，抽搐	荥穴
太冲	在足背侧，当第 1 跖骨间隙的后方凹陷处	①头痛，眩晕，失眠 ②目赤肿痛，郁证 ③小儿惊风 ④口㖞，胁痛 ⑤崩漏，疝气，小便不利，痫证 ⑥内踝前缘痛	输穴、原穴
中封	在足背侧，当足内踝前，商丘与解溪连线之间，胫骨前肌腱的内侧凹陷处	①疝痛，阴部痛，遗精，小便不利 ②胁肋胀痛	经穴
曲泉	屈膝，在膝内侧，当膝关节内侧面横纹内侧端，股骨内侧髁的后缘，半腱肌、半膜肌止端的前缘凹陷处	①小腹痛，小便不利 ②遗精，外阴疼痛，阴挺，阴痒 ③膝股内侧痛	合穴
章门	在侧腹部，当第十一肋游离端的下方	胁痛，腹胀，肠鸣，呕吐，泄泻，完谷不化	足厥阴、少阳之会，脾之募穴、脏会
期门	在胸部，当乳头直下，第六肋间隙，前正中线旁开 4 寸	①胁痛，腹胀，呃逆 ②吐酸，乳痛 ③郁证 ④热病	足厥阴、太阴，阴维之会；肝之募穴

⑬ 任脉（表 13）

（1）经脉循行：起于小腹内，下出会阴部，向上行于阴毛部，沿着腹内，向上经过关元等穴，到达咽喉部，再上行环绕口唇，经过面部，进入目眶下（承泣，属足阳明经）。

（2）主治概要： 本经腧穴主治腹、胸、颈、头面的局部病证及相应的内脏器官疾病，少数腧穴有强壮作用或可治疗神志病。

表 13　任脉重要腧穴列举

穴名名称	定位	主治	备注
中极	在下腹部，前正中线上，当脐中下 4 寸	①遗尿，遗精，阳痿，疝气 ②崩漏，月经不调，痛经，带下 ③小便频数，小便不通，小腹痛 ④阴挺，阴痒	足三阴、任脉之会，膀胱之募穴
关元	在下腹部，前正中线上，当脐中下 3 寸	①遗尿，遗精，小便频数 ②小便不通，疝气 ③月经不调，带下，痛经 ④崩漏，产后出血，小腹痛 ⑤完谷不化，泄泻，脱肛 ⑥中风脱证	足三阴、任脉之会，小肠之募穴
气海	在下腹部，前正中线上，当脐中下 1.5 寸	①腹痛，遗尿，遗精，阳痿，疝气 ②水肿，泄泻，痢疾 ③崩漏，月经不调，痛经 ④闭经，带下，产后出血 ⑤便秘 ⑥中风脱证 ⑦气喘	
神阙	在腹中部，脐中央	①腹痛，肠鸣 ②中风脱证 ③脱肛，泄泻不止	
水分	在上腹部，前正中线上，当脐中上 1 寸	腹痛肠鸣，水肿，小便不通，泄泻	
中脘	在上腹部，前正中线上，当脐中上 4 寸	①胃痛，腹胀，肠鸣，翻胃，吞酸，呕吐，泄泻，痢疾，黄疸，饮食不化 ②失眠	

穴名名称	定位	主治	备注
膻中	在胸部，当前正中线上，平第4肋间，两乳头连线的中点	①气喘，胸痛 ②胸闷，心悸 ③乳汁少 ④呃逆，噎膈	足太阴少阴、手太阳少阳、任脉之会；气会膻中；心包募穴
天突	在颈部，当前正中线上，胸骨上窝中央	哮喘，咳嗽，咽喉肿痛，咽干，呃逆，暴喑，瘿瘤，噎膈	阴维、任脉之会
廉泉	在颈部，当前正中线上，结喉上方，舌骨上缘凹陷处	舌下肿痛，舌缓流涎，中风舌强不语，暴喑，吞咽困难	阴维、任脉之会
承浆	在面部，当颏唇沟的正中凹陷处	面肿，龈肿，齿肿，流涎，癫狂，口眼歪斜	任脉、督脉、手足阳明之会

⑭ 督脉（表14）

（1）经脉循行：起于小腹内，下出会阴部，向后行于脊柱内部，上达项后风府，进入脑内，上行颠顶，沿前额下行鼻柱。

（2）主治概要：本经腧穴主治神志病，热病，腰骶、背、头项局部病证，以及相应的内脏疾病。

表14　督脉重要腧穴列举

穴名名称	定位	主治	备注
长强	在尾骨端下，当尾骨端与肛门连线的中点处	泄泻，便血，痔疾，脱肛，便秘，腰脊痛，痫证	督脉、足少阴、少阳之会，督脉之络穴，别走任脉
腰阳关	当后正中线上，第4腰椎棘突下凹陷中	月经不调，遗精，阳痿，腰骶痛，下肢痿痹	

·续表·

穴名名称	定位	主治	备注
命门	当后正中线上，第2腰椎棘突下凹陷中	脊强，腰痛，阳痿，遗精，月经不调，泄泻，完谷不化，带下	
至阳	当后正中线上，第7胸椎棘突下凹陷中	黄疸，咳喘，脊强，胸背痛	
身柱	第3胸椎棘突下凹陷中	咳嗽，气喘，痫证，腰脊强痛，疔疮	
大椎	第7颈椎棘突下凹陷中	头项强痛，疟疾，热病，癫痫，骨蒸潮热，咳嗽，气喘，上呼吸道感染，脊背强急	手足三阳、督脉之会
哑门	当后发际正中直上0.5寸，第1颈椎下	癫狂，痫证，聋哑，中风，舌强不语，后头痛，项强，鼻衄	督脉、阳维之会;《针灸甲乙经》禁灸
风府	当后发际正中直上1寸，枕外隆凸直下，两侧斜方肌之间凹陷中	头痛，项强，目眩，鼻衄，咽喉肿痛，中风不语，半身不遂，癫狂	足太阳、阳维、督脉之会;《针灸甲乙经》禁灸
百会	当前发际正中直上5寸，或两耳尖连线的中点处	头痛，眩晕，耳鸣，鼻塞，中风失语，昏厥，癫狂，脱肛，阴挺	
上星	当前发际正中直上1寸	头痛，目痛，鼻衄，鼻渊，癫狂	
神庭	当前发际正中直上0.5寸	痫证，惊悸，失眠，头痛，眩晕，鼻渊	
素髎	当鼻尖的正中央	昏厥，鼻塞，鼻衄，鼻渊，酒糟鼻	
水沟	当人中沟的上1/3与中1/3交点处	癫狂，痫证，脏躁，小儿惊风，中风昏迷，昏厥，牙关紧闭，口眼歪斜，面肿，腰脊强痛	

（三十二）体质养生：根据不同体质的特征制定适合自己的日常养生方法，常见的体质类型有平和质、阳虚质、阴虚质、气虚质、血虚质、痰湿质、湿热质、血瘀质、气郁质、特禀质

体质养生，是在中医理论指导下，根据不同的体质，采用相应的养生方法和措施，纠正其体质之偏，达到防病延年的目的，这就叫体质养生法。

1 中医体质理论

体质是指人体禀赋于先天，受后天多种因素影响，在其生长发育和衰老过程中，所形成的形态上、生理上和心理上相对稳定的特征，这种特性往往决定着机体对某些致病因素的易感性和病变过程的倾向性。中医的体质概念与人们常说的气质不同。所谓气质，是指人体在先后天因素影响下形成的精神面貌、性格、行为等心理功能，即神的特征，而体质是形与神的综合反映。因此，二者有着不可分割的内在联系，但体质可以包括气质，气质不等于体质。

中医学一贯重视对体质的研究，早在两千多年以前成书的《黄帝内经》里，就对体质学说进行了多方面的探讨。可以说，《黄帝内经》是中医体质学说的理论渊薮。《黄帝内经》不仅注意到个体的差异性，并从不同的角度对人的体质作了若干分类。如《灵枢·阴阳二十五人》和《灵枢·通天》，就提出了两种体质分类方法。在《素问·异法方宜论》里还指出，东南西北中五方由于地域环境气候不同，居民生活习惯不同，所以形成不同的体质，易患不同的病症，因此，治法也要随之而异。后世医学家在《黄帝内经》有关体质学说的基础上续有发挥，例如朱丹溪《格致余论》说："凡人之形，长不及短，大不及小，肥不及瘦，人之色，白不及黑，嫩不及苍，薄不及厚。而况肥人多湿，瘦人多火，白者肺气虚，黑者肾不足。形色既殊，脏腑

亦异，外证虽同，治法迥别也。”又如叶天士研究了体质与发病的关系，在《外感湿热篇》中说：“吾吴湿邪害人最广，如面色白者，须到顾其阳气……面色苍者，须要顾其津液……”强调了治法须顾及体质。再如吴德汉在《医理辑要·锦囊觉后篇》中说：“要知易风为病者，表气素虚；易寒为病者，阳气素弱；易热为病者，阴气素衰；易伤食者，脾胃必亏；易劳伤者，中气必损。”说明了不良体质是发病的内因，体质决定着对某些致病因素的易感性。这就为因人摄生提供了重要的理论根据。

人们在实践中认识到，体质不是固定不变的，外界环境、发育条件、生活条件的影响都有可能使体质发生改变。因此，对于不良体质，可以通过有计划地改变周围环境，改善劳动、生活条件和饮食营养，以及加强体格锻炼等积极的养生措施，提高机体对疾病的抵抗力，纠正其体质上的偏颇，从而达到防病延年之目的。

❷ 体质的形成因素

（1）先天因素：即“禀赋”，包括遗传和胎儿在母体里的发育营养状况。父母的体质特征通过遗传，使后代具有类似父母的个体特点，是先天因素的一个方面。胎儿的发育营养状况对体质特点的形成也起着重要的作用。

（2）性别因素：人类由于先天遗传的作用，男女性别不仅形成各自不同的解剖结构和体质类型，而且在生理特性方面，也会显示出各自不同的特点。一般说，男子性多刚悍，女子性多柔弱；男子以气为重，女子以血为先。《灵枢·五音五味》提出：“妇人之生，有余于气，不足于血。”正是对妇女的体质特点作了概括说明。

（3）年龄因素：俗话说：“一岁年纪，一岁人。”说明人体的结构、功能与代谢的变化同年龄有关，从而形成体质的差异。《灵枢·营卫生会》指出：“老壮不同气。”即是说年龄不同对体质有一定影响。

（4）精神因素：人的精神状态能影响脏腑气血的功能活动，所以也可以改变体质。《素问·阴阳应象大论》说：“怒伤肝。”“喜伤心。”“思伤脾。”“忧伤肺。”“恐伤肾。”即指情志异常变化伤及内在脏腑。

（5）地理环境因素：人类和其他生物一样，其形态结构、气化功能在适应客观环境的过程中会逐渐发生变异。是故《素问·五常政大论》早就指出：“必明天道地理。”这对于了解“人之寿夭，生化之期”及“人之形气”

有着极其重要的意义。地理环境不同，则气候、物产、饮食、生活习惯等亦多有不同，所以《素问·异法方宜论》在论证不同区域有不同的体质、不同的多发病和不同的治疗方法的时候，特别强调了不同地区的水土、气候，以及饮食、居住等生活习惯对体质形成的重大影响，说明地理环境对体质的变异，既是一个十分重要的因素，又是极其复杂的因素。

③ 体质的分类方式

中医学对人体体质的分类，在《黄帝内经》时代主要有以下几种：

（1）阴阳五行分类：《灵枢·阴阳二十五人》根据人的体形、肤色、认识能力、情感反应、意志强弱、性格静躁，以及对季节气候的适应能力等方面的差异，将体质分为木、火、土、金、水五大类型。每一类又细分五个亚型，共为五五二十五型，统称“阴阳二十五人”。

（2）阴阳太少分类：《灵枢·通天》把人分为太阴之人、少阴之人、太阳之人、少阳之人、阴阳和平之人五种类型，这是根据人体先天禀赋的阴阳之气的多少，来说明人的心理和行为特征，即气质方面差别的分类方法。

（3）禀性勇怯分类：《灵枢·论勇》根据人体脏气有强弱之分，禀性有勇怯之异，再结合体态、生理特征，把体质分为二类。其中，心胆肝功能旺盛，形体健壮者，为勇敢之人；而心肝胆功能衰减，体质孱弱者，多系怯弱之人。

（4）体型肥瘦分类：《灵枢·逆顺肥瘦》将人分为肥人、瘦人、肥瘦适中人三类。《灵枢·卫气失常》又将肥人分为膏型、脂型、肉型三种，并对每一类型人生理上的差别、气血多少、体质强弱皆作了比较细致的描述。由于人到老年，形体肥胖者较多，所以本法可以说是最早的关于老年人体质的分型方法。

（5）九种体质分类（实用体质分类）：随着中医临床医学的发展，为了更好地与临床辨证用药相结合，现代中医常用的体质分类法着眼于阴阳气血津液的虚实盛衰，把人体分为平和质、阳虚质、阴虚质、气虚质、痰湿质、湿热质、血瘀质、气郁质、特禀质九种体质，其中分为正常体质和不良体质两大类。凡体力强壮、面色润泽、眠食均佳、二便通调，脉象正常、无明显阴阳气血偏盛偏衰倾向者，为正常体质，即平和质。反之，有明显的阳虚、阴虚、气虚、痰湿、湿热、血瘀、气郁、特禀等倾向（倾向与证候有微甚轻重之别）的属于不良体质。这种分类方法，可称之为实用体质分类法。

4 偏颇体质养生调理

【平和质】

以体态适中、面色红润、精力充沛、脏腑功能状态强健壮实为主要特征的一种体质状态，称为“平和质”。

（1）成因：先天的遗传条件良好，后天的饮食起居生活习惯适宜，即后天调养得当。

（2）体质特征

①形体特征：体形匀称、健壮。

②心理特征：性格随和开朗。

③常见表现：面色、肤色润泽，头发稠密有光泽，目光有神，鼻色明润，嗅觉通利，味觉正常，唇色红润，精力充沛，不易疲劳，耐受寒热，睡眠安和，食欲良好，两便正常，舌色淡红，苔薄白，脉和有神。

④发病倾向：平时较少生病。

⑤对外界环境适应能力：对自然环境和社会环境适应能力较强。

（3）体质调摄

①情志调摄

要点：心态平衡。疾病不但对我们的身体造成影响，而且对我们的心理也造成了威胁。面对疾病，我们应该用健康的心理去对待，对科学的治疗充满信心，对自己的毅力充满信心。任何的沮丧、焦虑都会影响正常的生活，影响我们的作息、饮食，因此，用健康的心理面对疾病是相当重要的。

②起居调摄

要点：睡眠充足。人的一生三分之一的时间都是在睡眠中度过的。医学研究表明，在深度睡眠中，人体细胞可以自我修复，尤其在夜间十点到凌晨三点间的睡眠称为美容觉，可以排除体内毒素，恢复人体功能。

③饮食调摄

要点：合理膳食。日常饮食主要包括粮食类、肉蛋类、奶制品、豆制品、蔬菜水果类。注意荤菜与素菜相搭配，避免同一类食品的重复搭配。“早饭宜好，午饭宜饱，晚饭宜少”是古人的养生格言。现代营养学家提倡“早饭占全天总量的25%，中餐占40%，晚餐占35%”是对现代人养生的具体化。

④运动调摄

要点：适量运动。适量的运动对于身体各个器官的代谢、运作、营养吸收有着不可忽视的作用。一般来说，一个人每天需要半小时的运动量，而以有氧运动为好。可以多练太极拳。还有一个运动就是散步，一天走半个小时，既不累人，又能锻炼身体。所以，现在很多上班族都会提前一站下车步行到单位，这是非常有益的。

⑤药物调摄

平和质人属阴平阳秘之人，平素无病不需用药物调摄。

【阳虚质】

畏寒肢冷，以面色苍白，气息微弱，体倦嗜卧，全身无力或有肢体浮肿，舌淡胖嫩边有齿痕为主要表现的偏颇体质，称为“阳虚质”。

（1）成因：多因先天禀赋不足、加之寒邪外侵或过食寒凉之品、忧思过极、房事不节、久病之后而形成。

（2）体质特征

①形体特征：形体白胖，或面色淡白。

②心理特征：性情沉静内向。这类人一般比较安静内向，不大说话，不喜欢活动，睡觉喜欢蜷卧。这类人的情绪比其他体质的人更易消沉，容易有抑郁的倾向。

③常见表现：平素怕寒喜暖，手足欠温，小便清长，大便时稀，唇淡口和，常自汗出，脉沉乏力，舌淡胖。

④发病倾向：易患痰饮、肿胀、泄泻等病，易感风、寒、湿邪。

⑤对外界环境适应能力：耐夏不耐冬，耐热不耐寒。

（3）体质调摄

①情志调摄

要点：消除不良情绪。阳气不足的人常表现出情绪不佳，如肝阳虚者善恐、心阳虚者善悲。因此，要善于调节自己的感情，消除或减少不良情绪的影响。

②起居调摄

要点：不宜睡懒觉。每天至少要保证 6 个小时的睡眠时间，充足的睡眠有利于储藏阳气，阴精蓄积。但是不宜睡懒觉，每天应该六点半以前起床，否则容易遏制阳气的生发，加重阳虚。

③饮食调摄

要点：应多食有壮阳作用的食品，如羊肉、狗肉、鹿肉、鸡肉等。根据“春夏养阳”的法则，夏日三伏，每伏可食附子粥或羊肉附子汤一次，配合天地阳旺之时，以壮人体之阳，最为有效。

④运动调摄

要点：加强体育锻炼。因“动则生阳”，故阳虚体质之人，要加强体育锻炼，春夏秋冬，坚持不懈，每天进行 1 ～ 2 次。具体项目，因体力强弱而定，如散步、慢跑、太极拳、五禽戏、八段锦、内养操、工间操、球类活动和各种舞蹈活动等，亦可常作日光浴、空气浴，强壮卫阳。气功方面，坚持做强壮功、站桩功、保健功、长寿功。

⑤药物调摄

要点：可选用补阳祛寒、温养肝肾之品。常用药物有鹿茸、海狗肾、蛤蚧、冬虫夏草、巴戟天、淫羊藿、仙茅、肉苁蓉、补骨脂、胡桃、杜仲、续断、菟丝子等，成方可选用金匮肾气丸、右归丸、全鹿丸。若偏心阳虚者，桂枝甘草汤加肉桂常服，虚甚者可加人参；若偏脾阳虚者，选择理中丸或附子理中丸；脾肾两虚者可用济生肾气丸。

【阴虚质】

阴虚质是指由于体内精、血、津、液等亏少，以阴虚内热和干燥等表现为主要特征的体质状态。

（1）成因：阴虚质是先天不足和后天失养。先天不足，如孕育时父母气血不足，或年长受孕、早产等。后天失养，如房事过度，纵欲耗精；或工作和生活压力大，起居没规律，积劳阴亏；或大病之后，尤其曾患出血性疾病等；或因年少之时，血气方刚，阳气旺盛导致阴虚质。

（2）体质特点

①形体特征：一般体形瘦长。

②心理特征：性情急躁，外向好动，活泼。

③常见表现：阴虚质日常可能出现口燥咽干、唇鼻微干、眼睛干涩、大便燥结、小便短少、皮肤干燥、易生皱纹等阴虚干燥症状。

④发病倾向：平素易患有阴亏燥热的病变，或病后易表现为阴亏症状，具有易患复发性口疮、习惯性便秘、干燥综合征等病的倾向。

⑤对外界环境适应能力：平素不耐热邪，耐冬不耐夏；不耐受燥邪。

（3）体质调摄

①情志调摄

要点：安神定志，以舒缓情志。阴虚质性情较急躁，外向好动，活泼，常常心烦易怒。这是因为精神情志过度紧张，容易在体内化火，暗耗阴血，更加重阴虚质的偏向，故应安神定志，以舒缓情志。学会喜与忧、苦与乐、顺与逆的正确对待，保持稳定的心态。

②起居调摄

要点：阴虚质者应保证充足的睡眠时间，以藏养阴气。工作紧张、熬夜、剧烈运动、高温酷暑的工作生活环境等，由于能加重阴虚倾向，应尽量避免。特别是秋冬季，更要注意保护阴精，所以养生家都注重“秋冬养阴”。肾阴是一身阴气之本，偏于阴虚质者要节制房事，惜阴保精。阴虚质者应戒烟限酒，因为烟酒都为湿热之品，长期吸食易致燥热内生而口干咽燥或咯痰咯血。

③饮食调摄

要点：保阴潜阳。宜芝麻、糯米、蜂蜜、乳品、甘蔗、蔬菜、水果、豆腐、鱼类等清淡食物，并着意食用沙参粥、百合粥、枸杞粥、桑椹粥、山药粥。条件许可者，可食用燕窝、银耳、海参、淡菜、龟肉、蟹肉、冬虫夏草、老雄鸭等。对于葱、姜、蒜、韭、薤、椒等辛辣燥烈之品则应少吃。

④运动调摄

要点：适合做中小强度、间断性的身体练习。阴虚质由于体内精、血、津、液等阴液亏少，运动时易出现口渴干燥、面色潮红、小便少等现象，只适合做中小强度、间断性的身体练习，可选择太极拳、太极剑、八段锦、气功等动静结合的传统健身项目，也可习练“六字诀”中的“嘘”字功，以涵养肝气。锻炼时要控制出汗量，及时补充水分。阴虚质的人多消瘦，容易上火，皮肤干燥等。皮肤干燥甚者，可多选择游泳，能够滋润肌肤，减少皮肤瘙痒，但不宜桑拿。静气功锻炼对人体内分泌具有双向调节功能，促进脾胃运化，增加体液的生成，改善阴虚质。

⑤药物调摄

要点：用滋阴清热、滋养肝肾之品。女贞子、山茱萸、五味子、旱莲草、麦冬、天冬、黄精、玉竹、玄参、枸杞、桑椹、龟板诸药均有滋阴清热之作用，可依证情选用。常用中药方剂有六味地黄丸、大补阴丸等。由于阴虚体质，又有肾阴虚、肝阴虚、肺阴虚、心阴虚等不同，故应随其阴虚部位和程度而调补之。如肺阴虚，宜服百合固金汤；心阴虚，宜服天王补心丸；脾阴虚，宜服慎柔养真汤；肾阴虚，宜服六味丸；肝阴虚，宜服一贯煎。著名老中医秦伯未主张长期服用首乌延寿丹，认为本方有不蛮补、不滋腻、不寒凉、不刺激四大优点，服后有食欲增进、睡眠酣适、精神轻松愉快的效果，很值得采用。

【气虚质】

元气不足，以疲乏、气短、自汗等气虚表现为主要特征的偏颇体质称为“气虚质”。

（1）成因：气虚质多因先天禀赋不足，长期饮食失调、情志失调、久病、劳累之后，以及年老体弱等引起五脏功能损伤，以肺脾肾为主。气虚易导致推动血液运行作用减退，体内气的化生不足，机体防御外邪、护卫肌表、维护内脏位置功能减退的病症发生。

（2）体质特点

①形体特征：肌肉松软不实。

②心理特征：性格内向，不喜冒险。

③常见表现：平素语音低弱，气短懒言，容易疲乏，精神不振，易出汗，舌淡红，舌边有齿痕，脉弱。

④发病倾向：易患感冒、内脏下垂等病；病后康复缓慢。

⑤对外界环境适应能力：不耐受风、寒、暑、湿邪。

（3）体质调摄

①情志调摄

要点：豁达，不可过度劳神，放松。

②起居调摄

要点：起居勿过劳。起居宜有规律，夏季午间应适当休息，保持充足睡眠。平时注意保暖，避免劳动或激烈运动时出汗受风。不要过于劳作，以免损伤正气。

③饮食调摄

要点：多食用具有益气健脾作用的食物，如黄豆、白扁豆、鸡肉、香菇、大枣、桂圆、蜂蜜等。少食具有耗气作用的食物，如空心菜、生萝卜等。

④运动调摄

要点：可做一些柔缓的运动，如散步、打太极拳、做操等，并持之以恒。不宜做大负荷运动和出大汗的运动，忌用猛力或做长久憋气的动作。

⑤药物调摄

要点：平素气虚之人宜常服金匮薯蓣丸。脾气虚，宜选四君子汤或参苓白术散；肺气虚，宜选补肺汤；肾气虚，多服肾气丸。

【血虚质】

以面色萎黄或苍白，唇舌色淡，毛发枯燥，肌肤不泽，精神不振，疲乏少力，动则短气等为主要表现的偏颇体质。

（1）成因：先天因素、后天失养、失血、久病、寄生虫。

（2）体质特点

①形体特征：形体消瘦，面色无华。

②心理特征：性格内向。

③常见表现：面色苍白无华或萎黄，唇色淡白，不耐劳作，易失眠，舌质淡，脉细无力。

④发病倾向：易神经衰弱、缺血性疾病，女子月经病。

⑤对外界环境适应能力：不耐寒暑。

（3）体质调摄

①情志调摄

要点：振奋精神、修身养性。血虚的人，时常精神不振、失眠、健忘、注意力不集中，故应振奋精神。当烦闷不安，情绪不佳时，可以听一听音乐，欣赏一下戏剧，观赏一场幽默的相声或哑剧，能使精神振奋。

②起居调摄

要点：要谨防“久视伤血”，不可劳心过度。提高睡眠质量。避免过汗伤阴。

③饮食调摄

要点：多食用补血养血的食物。可食用桑椹、荔枝、松子、黑木耳、菠菜、胡萝卜、猪肉、羊肉、牛肝、羊肝、甲鱼、海参、平鱼等食物，因为这些食物均有补血养血的作用。忌食辛辣刺激的食物。

④运动调摄

要点：运动量不宜过大，可散步、太极、八段锦、内养功。

⑤药物调摄

要点：可常服当归补血汤、四物汤或归脾汤。若气血两虚，则须气血双补，选八珍汤、十全大补汤或人参养荣汤，亦可改汤为丸长久服用。

【痰湿质】

以体形肥胖，腹部肥满，胸闷，痰多，容易困倦，身重不爽，喜食肥甘厚味等为主要表现的偏颇体质，称为“痰湿质”。

（1）成因：痰湿体质发生多由各种病因导致脏腑气化功能失调，气血津液运化失调，水湿停聚，聚湿成痰，痰湿内蕴，留滞脏腑，反过来影响脏腑功能。病因包括寒湿侵袭，气候潮湿，或涉水淋雨，或久居湿地，湿邪侵袭人体，脾胃受困，水湿运化失职，聚湿成痰，痰湿蕴肺；饮食不节，常暴饮暴食、过食肥甘醇酒厚味，损伤脾胃，不能布散水谷精微及运化水湿，致使湿浊内生，蕴酿成痰，痰湿聚集体内；素体胃热，过食肥甘厚味，脾运不及，聚湿生痰；年老久病，脾胃虚损，运化功能减退或肾阳虚衰，不能化气行水；缺乏运动，长期喜卧久坐少动，气血运行不畅，脾胃运化呆滞，不能运化水湿，聚湿致痰湿内生。

（2）体质特征

①形体特征：体形肥胖，腹部肥满松软。

②心理特征：性格偏温和，稳重恭谦，多善于忍耐。

③常见表现：面部皮肤油脂较多，多汗且黏，胸闷，痰多，或面色黄胖而黯，眼胞微浮，容易困倦，平素舌体胖大，舌苔白腻，口黏腻或甜，身重不爽，脉滑，喜食肥甘，大便正常或不实，小便不多或微混。

④发病倾向：易患消渴、中风、胸痹等病证。

⑤对外界环境适应能力：对梅雨季节及潮湿环境适应能力差，易患湿证。

（3）体质调摄

①情志调摄

要点：平日过于忍耐，避免郁积，培养兴趣爱好，丰富业余生活。

②起居调摄

要点：睡眠适宜，按时起床，起居有常。不宜居住在潮湿的环境里；

在阴雨季节，要注意湿邪的侵袭。舒展阳气，长夏注重防湿邪。

③饮食调摄

要点：少食肥甘厚味，酒类也不宜多饮，且勿过饱。一些具有健脾利湿、化痰祛湿的食物，更应多食之，如白萝卜、荸荠、紫菜、海蜇、洋葱、枇杷、白果、大枣、扁豆、薏苡仁、红小豆、蚕豆、包菜等。

④运动调摄

要点：长期坚持锻炼。痰湿之体质，多形体肥胖，身重易倦，故应长期坚持体育锻炼、散步、慢跑、球类、武术、八段锦、五禽戏，以及各种舞蹈，均可选择。活动量应逐渐增强，让疏松的皮肉逐渐转变成结实、致密之肌肉。气功方面，以站桩功、保健功、长寿功为宜，加强运气功法。

⑤药物调摄

要点：痰湿之生与肺脾肾三脏关系最为密切，故重点在于调补肺脾肾三脏。若因肺失宣降，津失输布，液聚生痰者，当宣肺化痰，方选二陈汤；若因脾不健运，湿聚成痰者，当健脾化痰，方选六君子汤或香砂六君子汤；若肾虚不能制水，水泛为痰者，当温阳化痰，方选金匮肾气丸。

【湿热质】

以肢体沉重，舌苔黄腻，脉数，面垢油光，多有痤疮粉刺等湿热内蕴为主要特征的体质状态称为“湿热质”。

（1）成因：先天禀赋，或久居湿地，喜食肥甘，或长期饮酒，温热内蕴。

（2）体质特征

①形体特征：形体偏胖。

②心理特征：性格多急躁易怒。

③常见表现：平素面垢油光，易生痤疮粉刺，舌质偏红苔黄腻，容易口苦口干，身重困倦。或心烦懈怠，眼筋红赤，大便燥结或黏滞，小便短赤，男性易阴囊潮湿，女性易带下量多，脉象多见滑数。

④发病倾向：易患疮疖、黄疸等火热病证。

⑤对外界环境适应能力：对湿环境或气温偏高，尤其夏末秋初，湿热交蒸气候较难适应。

(3) 体质调摄

①情志调摄

要点：静养心神，多说“好”。湿热质肝气不舒，肝性喜随顺，多说“好”培养一种不忤逆的气度。经常练习深呼吸，多听舒缓、流畅、悠扬的音乐。

②起居调摄

要点：忌讳熬夜，熬夜会增加湿热。因为熬夜伤肝胆，会非常影响肝胆之气的升发，容易生湿热。另外，尽量避免在潮湿的环境中工作或居住。

③饮食调摄

要点：饮食上少吃甜食、甘甜饮料、辛辣刺激、肥甘厚味，少喝酒，戒烟。饮食方面要清淡祛湿。祛湿食物包括绿豆、冬瓜、丝瓜、赤小豆、西瓜、绿茶、花茶等。

④运动调摄

要点：舒展筋骨关节，增加身体柔韧度。因为筋骨关节的僵硬、涩滞不利肝胆的疏泄。推荐八段锦、易筋经、五禽戏、太极拳等。

⑤药物调摄

要点：湿重，以化湿为主，可选用六一散、三仁汤、平胃散等；热重，清热为主，可选用连朴饮、茵陈蒿汤，甚至葛根芩连汤。在化湿或清热的总原则下，再根据某些特殊表现选择相应的中药，如湿疹、疔疱加野菊花、紫花地丁、苦参、白鲜皮等；关节肿痛加桂枝、忍冬藤、桑枝等。

【血瘀质】

以面色晦滞，口唇色暗，眼眶暗黑，肌肤干燥或眼眶黯黑等为主要表现的偏颇体质，称为“血瘀质”。

(1) 成因：先天、七情不调、生活不规律、慢性病、久服寒凉、寒冷环境。

(2) 体质特征

①形体特征：面色晦滞，口唇色暗。

②心理特征：性格内郁，心情不快易烦，急躁健忘。

③常见表现：面色晦暗，皮肤偏暗或色素沉着有瘀斑，易伴疼痛，口唇暗淡或紫，舌质暗有瘀斑瘀点，舌下静脉曲张，脉细涩或结代。眼眶、鼻梁暗黑，易脱发，肌肤发干，脱屑痛经，经色紫黑有块。

④发病倾向：易患癥瘕、中风、胸痹。

⑤对外界环境适应能力：不耐受风邪、寒邪。

（3）体质调摄

①情志调摄

要点：乐观豁达。血瘀体质在精神调养上，要培养乐观的情绪。精神愉快则气血和畅，营卫流通，有利血瘀体质的改善。反之，苦闷、忧郁则可加重血瘀倾向。

②起居调摄

要点：起居有常，加强户外运动。保持居室环境舒适。

③饮食调摄

要点：常食具有活血祛瘀作用的食物，如桃仁、油菜、山慈菇、黑大豆等。常少量饮酒，醋可多吃，山楂粥、花生粥亦颇相宜。配伍行气食物，如大蒜、香葱、茴香、桂皮；少食肥甘厚味；忌寒凉、温燥、涩血之品，如乌梅、苦瓜、柿子、李子、石榴、蚕豆、栗子、花生。

④运动调摄

要点：年轻人锻炼应加大运动量，如跑步、登山、打球。中老年人锻炼应中小负荷、多次数锻炼，如舞蹈、太极拳、八段锦、动桩功、长寿功、内养操、保健按摩术，以活动全身，助气血运行。

⑤药物调摄

要点：可选用活血养血、理气之品，如地黄、丹参、川芎、当归、五加皮、地榆、续断、茺蔚子等。方剂如柴胡疏肝散、血府逐瘀汤、失笑散等。

【气郁质】

以肝郁不舒、气机郁滞为特征的体质状态，称为“气郁质”。

（1）成因：先天因素、精神刺激、暴受惊恐、所欲不遂、忧愁思虑。

（2）体质特征

①形体特征：形体消瘦，忧郁面貌。

②心理特征：性格内向不稳定，脆弱多疑。

③常见表现：形体消瘦，忧郁面貌，面色苍暗或萎黄，胸闷不舒，善太息，或咽喉有物，或乳房胀痛，睡眠差，大便干，舌淡红，苔白，脉弦。

④发病倾向：易患郁证、脏躁、不寐等。

⑤对外界环境适应能力：对外界环境变化适应能力较差，耐寒较差。

（3）体质调摄

①情志调摄

要点：根据“喜胜忧”的原则，应主动寻求快乐。多参加社会活动，参观访问，集体文娱活动，常看喜剧、滑稽剧、听相声。多听轻松、开朗、激动的音乐，多读积极的、鼓励的、富有乐趣的书籍，开朗、豁达，不计较得失，知足常乐。

②起居调摄

要点：肝气郁结者居室应保持安静，禁止喧哗，光线宜暗，避免强烈光线刺激。心肾阴虚者居室宜清静，室内温度宜适中。注意劳逸结合，早睡早起，保证有充足的睡眠时间。

③饮食调摄

要点：气郁质具有气机郁结而不舒畅的潜在倾向，应选用具有理气解郁、调理脾胃功能的食物，如大麦、荞麦、高粱、刀豆、蘑菇、豆豉、苦瓜、萝卜、洋葱、菊花、玫瑰等。气郁体质者应少食收敛酸涩之物，如乌梅、南瓜、泡菜、石榴、青梅、杨梅、草莓、杨桃、酸枣、李子、柠檬等。亦不可多食冰冷食品，如雪糕、冰激凌、冰冻饮料等。疏肝理气，可少量饮酒，以活动血脉，提高情绪。最好喝葡萄酒，因葡萄酒有降血脂和美容的作用。多食行气的食物，如佛手、橙子、柑皮、韭菜、茉莉花、玫瑰花、荞麦、茴香菜、大蒜、火腿、高粱皮、刀豆、香橼等。

④运动调摄

要点：多参加体育锻炼及旅游活动。因为体育锻炼和旅游活动均能运动身体，运通气血。尤其是旅游，既欣赏自然美景，调剂了精神，又能呼吸新鲜空气，沐浴和煦阳光，增强体质。气功方面，以强壮功、保健功、动桩功为宜，着重锻炼呼吸吐纳功法，以开导郁滞之气。

⑤药物调摄

要点：常用香附、乌药、川楝子、小茴香、青皮、郁金等善于疏肝理气解郁的药，方剂如越鞠丸等。若气郁引起血瘀，当配伍活血化瘀药。

【特禀质】

由于遗传因素和先天因素所造成的特殊状态的体质，称为“特禀质”。主要包括过敏体质、遗传病体质、胎传体质等。

（1）成因：遗传及先天因素居多。

（2）体质特征

①总体特征：先天失常，以生理缺陷、过敏反应等为主要特征。

②形体特征：过敏体质者一般无特殊；先天禀赋异常者或有畸形，或有生理缺陷。

③常见表现：过敏体质者常见哮喘、风团、咽痒、鼻塞、喷嚏等；患遗传性疾病者有垂直遗传、先天性、家族性特征；患胎传性疾病者具有母体影响胎儿个体生长发育及相关疾病特征。

（3）体质调摄

①情志调摄

要点：根据特禀体质的不同人群，因人而异，避免情绪过激。

②起居调摄

要点：顺应四时，起居有常；审因施护，避开过敏原。

③饮食调摄

要点：饮食清淡。易食抗过敏食物，如蜂蜜、大枣、胡萝卜；少食引起过敏食物，如牛肉、蚕豆、扁豆、茄子、辣椒、鱼、虾等。紫外线过敏要避开光敏性食物，光敏性食物指那些容易引起日光性皮炎的食物。光敏性食物经消化吸收后，其中所含的光敏性物质会随之进入皮肤，照射强光，就会和日光发生反应，进而出现裸露部位皮肤的红肿、起疹，并伴有明显瘙痒、烧灼或刺痛感等。常见的光敏性食物有泥螺、灰菜、紫云英、雪菜、莴苣、茴香、苋菜、荠菜、芹菜、萝卜叶、菠菜、荞麦、香菜、红花草、油菜、芥菜、无花果、柑橘、柠檬、芒果、菠萝等。

④运动调摄

要点：增强体质，做好运动保护，注意防晒，避免冷空气刺激，避开花粉期；多做导引术，如六字诀等传统健身术。

⑤药物调摄

要点：治疗过敏的中药，如黄芪、白术、防风、苏梗、鱼腥草、辛夷、苍耳子、僵蚕、蝉蜕、紫草等；成药有防风通圣丸、消风散、玉屏风散。

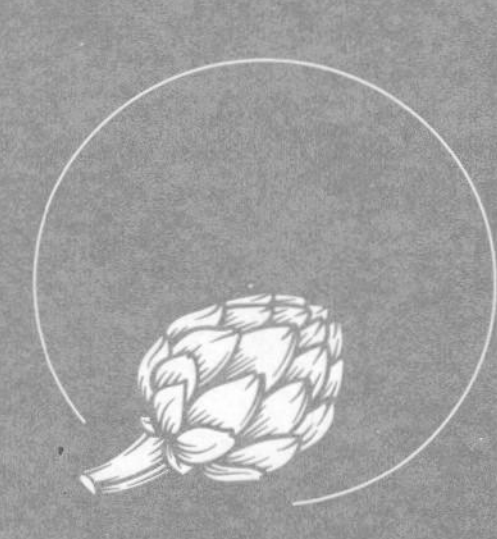

肆

常用养生保健简易方法

（三十三）叩齿法：每天清晨睡醒之时，把牙齿上下叩合，先叩臼齿 36 次，再叩前齿 36 次，有助于牙齿坚固

牙齿上下相叩击称之为“叩齿法”，是古代的一种常见的养生方法。晋代葛洪《抱朴子》一书指出：“清晨叩齿三百过者，永不动摇。”《诸病源候论》说：“鸡鸣时，常叩齿，三十六下，长行之，齿不蠹虫，令人齿牢。”自古以来，很多长寿者，都重视和受益于叩齿保健，尤其清晨叩齿意义更大。叩齿的作用主要体现在三大方面：一是健齿、二是健脾、三是益肾。首先，叩齿能促进牙齿周围组织及牙髓腔部位的血液循环，增加牙齿的营养供应，故能强壮牙齿，从而减少龋齿等牙病的发生。若坚持经常叩齿，面颊部还不易塌陷，且咀嚼有力，牙齿也不易松动、脱落。叩齿能健齿，齿健则食物易被嚼细，胃负减轻，从而养胃。叩齿催生唾液，咽之有助于胃腐熟水谷和脾的运化、升清，减轻脾胃的负担，达到健脾胃的目的。肾主骨，齿为骨之余，“齿者，肾之标”，齿的生理功能和病理变化与肾精的衰旺关系密切，如《素问·上古天真论》云：“丈夫八岁，肾气实，发长齿更……三八，肾气平均，筋骨强劲，故真牙生而长极……五八，肾气衰，发堕齿槁。”说明肾中精气的盛衰，影响着牙齿的生长发育与枯槁脱落，同时，肾的疾病对齿的影响也很大，如《素问·痿论》说：“肾热者，色黑而齿槁。”肾中精气充沛，则牙齿坚固而不易脱落；肾中精气不足，则牙齿易于松动，甚至早期脱落。牙齿健康也是肾健康的标志之一，牙髓与骨髓相同，亦通于肾精，充肾精，故可益肾。肾主骨，“齿为骨之余”，齿与骨同出一源，为肾精所养。叩齿能健肾，充盈肾精，利及骨骼，持恒进行，能致骨坚，故可健骨。脑为髓海，肾中精气充盈，则髓海得养，脑发育健全，就能充分发挥其“精明之府”的功能；反之，肾中精气亏虚，则髓海不足而失养。叩齿能够固肾，进一步也可聪耳明目、美颜荣发。《灵枢·脉度》说：“肾气通于耳，肾和则耳能闻五音矣。”肾中精气充盈，髓海得养则耳聪；肾中精气虚衰，髓海失养则耳鸣

甚或耳聋。又“肾受五脏六腑之精而藏之”(《素问·上古天真论》),“五脏六腑之精气，皆上注于目”(《灵枢·大惑论》),精气充盈则目能辨五色。叩齿也能美颜荣发，叩齿可活动面肌，加强面部血液循环，改善面肤的营养，进而美颜。发的生长赖于精血，精血充盈则发长而光泽；精血虚衰，则发白而脱落。肾藏精，“其华在发”，叩齿可使肾精充盈而荣发。

叩齿法的操作：每天清晨睡醒之时，安神定志，摒弃杂念，全身放松，口唇微闭，心神合一，闭目，然后使上下牙齿有节奏的互相叩击，铿锵有声，次数不限。刚开始锻炼时，可轻叩 36 次左右，把牙齿上下轻轻叩击，先叩臼齿（两边牙齿）36 次，再叩前齿 36 次。随着锻炼的不断进展，可逐渐增加叩齿的次数至 50 次。力度可根据牙齿的健康程度量力而行。此为完成一次叩齿。

注意事项：针对人群主要是成年人。中老年人群在叩齿的时候要注意力度适宜，不要用力过猛，以免损伤牙齿，另外，叩齿过程中产生的唾液应咽下，或配合咽津之法。

（三十四）闭口调息法：经常闭口调整呼吸，保持呼吸的均匀、和缓

闭口调息法，是指口微闭，静心凝神，调整呼吸，保持呼吸的均匀、和缓。调息的方式可分自然呼吸、腹式呼吸（又分为顺呼吸和逆呼吸）和提肛呼吸，其中最常用的是腹式呼吸。有的方法要求在吸气之末，有意使呼吸停顿下来，过一段时间之后再呼出来，停顿时间的长短根据练功情况而定。在进行传统健身术的训练时，一开始先训练如何使姿势舒适，肌肉放松，情绪安宁，然后才注意调整呼吸，如果一开始就强调练呼吸，反而会感到呼吸急迫不通顺。调息要做到循序渐进，深、长、细匀的呼吸是功夫的积累，不是短期练就的。

闭口调息法的操作

此法分为两部分，一是呼吸的方式，二是调息方法。

❶ 呼吸方式

（1）自然呼吸：口微闭，采取坐位或仰卧位，凝神，闭目，全身放松，采用日常习惯的呼吸方式，自然呼吸，要求呼吸尽可能均匀、深长。每日早晚各一遍，每次 5 ～ 10 分钟。

（2）腹式呼吸：口微闭，采取坐位或仰卧位，凝神，闭目，全身放松，可采取顺呼吸和逆呼吸两种方式。顺呼吸即吸气时轻轻扩张腹肌，在感觉舒服的前提下，尽量吸得越深越好，呼气时再将肌肉收缩。逆呼吸与顺呼吸相反，即吸气时轻轻收缩腹肌，呼气时再将它放松。呼吸在这种方式下会变得轻缓，只占用肺容量的一半左右。舌尖轻轻顶住上腭。逆呼吸与顺呼吸的细微差别：呼吸只涉及下腹部肌肉，即紧靠肚脐下方的耻骨区。吸气时轻轻收缩这一部位的肌肉，呼气时放松。每日早晚各一遍，每次 5 ～ 10 分钟。

（3）提肛呼吸：口微闭，两腿分立与肩同宽，两手并贴大腿外侧，两眼正视前方，全身放松，以鼻吸气，缓慢匀和，吸气的同时，用意提起肛门包括会阴部，肛门紧闭，腹部稍用力同时向上收缩；稍停，放松，缓缓呼气。呼气时，腹部和肛门要慢慢放松。这样一紧一松，做 10 余次。每日早晚各一遍。

❷ 调息方法

简单的调息可采用数息和随息两种方法。

（1）数息：即数呼吸。目的是使精神集中，可一吸气默数一数，一呼气再默数一数，也可一个呼吸末数一数。数到十再从头开始，周而复始。待可自然数数而无杂念时，精神已与呼吸结合，呼吸逐步深、细、匀、长，则可进入第二阶段。

（2）随息：即意念随着气息而出入。此时不再数呼吸，而是一吸气，意念随着进去，一呼气，意念随着出来，称“弃数从随”。此时，意念不能着于形体，也不应只注意呼气、吸气，而应把精神集中在呼气和吸气之间的停顿上，便于使精神达到静境。当意念和呼吸结合得很好后，进入第三阶段。

3 注意事项

首先，要在松静的基础上闭口调息，排除杂念，尽可能地放松自然。其次，选择适合自己的呼吸方法，不要过分强求深长、均匀，要以舒适为度。

（三十五）咽津法：每日清晨，用舌头抵住上颚，或用舌尖舔动上颚，等唾液满口时，分数次咽下，有助于消化

咽津，即吞咽口津下入腹内。唾液俗称口水，为津液所化。中医学认为它是一种与生命密切相关的天然补品，所以古人给予“玉泉”“琼浆”“金津玉液”“甘露”“华池之水”等美称。漱津咽唾，古称“胎食”，是古代非常倡导的一种强身方法。

《素问·宣明五气》说：“脾为涎，肾为唾。”唾液由脾肾所主。脾肾乃先天、后天之本，与健康长寿密切相关。因此，唾液在摄生保健中具有特殊价值。李时珍说：“人舌下有四窍，两窍通心气，两窍通肾气。心气流于舌下为灵液。道家语之金浆玉醴，溢为醴泉，聚为华池，散为津液，降为甘露，所以灌溉脏腑，润泽肢体。故修养家咽津纳气，谓之清水灌灵根。”《红炉点雪》中指出：“津既咽下，在心化血，在肝明目，在脾养神，在肺助气，在肾生精，自然百骸调畅，诸病不生。”

1 唾液的作用

（1）帮助消化：食物进入口腔后，首先与唾液混合，形成食糜。唾液中的淀粉酶使食物中的淀粉分解为麦芽糖，进而分解为葡萄糖使食物得到初步消化。

（2）保护消化道：唾液清洁口腔、保护牙齿，还有中和胃酸、修补胃

黏膜等作用。

（3）解毒作用： 唾液与食物充分混合，通过口腔里的化学变化能使致癌物质毒性失灵，被誉为“天然的防癌剂”，故有“细嚼慢咽，益寿延年”之谚。也就是说，一日三餐的细嚼慢咽是摄生保健的重要环节。

（4）延缓衰老作用： 吞津咽唾的确能使人健康长寿，《养性延命录》指出：“食玉泉者，令人延年，除百病。”《延寿书》中亦说：“盖口中津液是金浆玉醴，能终日不唾，需含而咽之，令人精气常留，面目有光。”这些功效已被历代养生家和气功家的长期实践所证实。此外，唾液还有防病治病、促使伤口愈合等作用。

吞津咽液能益寿延年的道理已被现代科学所证实。唾液中包含了血浆中的各类成分，含有 10 多种酶、近 10 种维生素、多种矿物质、有机酸和激素等，如分泌型免疫球蛋白、氨基酸、唾液腺激素等，其中唾液腺激素能促进细胞的生长和分裂，加速细胞内脱氧核糖核酸、核糖核酸和蛋白质的完成，延缓人体功能衰老。经常保持唾液分泌旺盛，直接参与机体的新陈代谢过程，从而改善毛发、肌肉、筋骨、血液、脏腑的功能，增强免疫功能，预防疾病，达到却病延年的目的。

❷ 咽津法的操作

漱津咽唾的方法很多，常用的有两种。

（1）常食法： 坐、卧、站姿势均可，每日晨起，平心静气，以舌舔上颚或将舌伸到上颌牙齿外侧，上下搅动，然后伸向里侧，再上下左右搅动，古人称其为“赤龙搅天池”，待到唾液满口时，再分 3 次把津液咽下，并以意念送到丹田。或者与叩齿配合进行，先叩齿，后漱津咽唾。

（2）配合气功服食法： 以静功为宜，具体功法可根据自己的爱好选择。具体做法是：排除杂念，意念丹田，舌抵上颚，双目微闭，松静自然，调息入静。吸气时，舌抵上齿外缘，不断舔动以促唾液分泌；呼气时，舌尖放下，气从丹田上引，口微开，徐徐吐气。待到唾液满口时，分三次缓缓咽下。每日早晚可各练半小时。

注意事项：上述二法简而易行，但须长期坚持练功，可收到气足神旺，容颜不枯，耳目聪明，新陈代谢旺盛，保健延寿的效果。本法常与叩齿相配合。

（三十六）搓面法：每天清晨，搓热双手，以中指沿鼻部两侧自下而上，到额部两手向两侧分开，经颊而下，可反复10余次，以面部轻微发热为度，可以使面部红润光泽，消除疲劳

搓面法，是指每日晨起用双手干搓面部，又叫干浴面。面部是脏腑气血上注之处，血液循环比较丰富。心主血脉，其华在面。《素问·痿论》说："十二经脉，三百六十五络，其血气皆上于面而走空窍。"中医学还将面部不同部位分属五脏，即左颊属肝，右颊属肺，头额属心，下颏属肾，鼻属脾。可见，面部与脏腑经络的关系非常密切，尤以心与颜面最为攸关。同样，面部的变化可反映出心脏经络的气血盛衰和病变。颜面部位暴露在人体上部，六淫之邪侵犯人体，颜面首当其冲，其中危害最甚的是风邪。七情过极，超过人体正常生理范围，导致人体气机紊乱，脏腑阴阳气血失调，郁阻于面部经络，影响面容。颜面是反映机体健康状况的一个窗口，故凡养生者，皆重视颜面保健，健康的面容是以精神和生理健康为前提的。保健手段的使用上，注重整体，采取综合调养。着眼于脏腑、气血，充分调动人体自身的积极因素，从根本上保证面容不衰，此即传统的整体美容保健思想。

搓面法的操作：每天清晨，搓热双手，以中指沿鼻部两侧自下而上，到额部两手向两侧分开，经颊而下，可反复10余次，至面部轻轻发热为度。同时，配合揉点印堂、迎香穴。

注意事项：本法长期坚持，可以使面部红润光泽，消除疲劳。面部患有疮疖未愈时忌用。

（三十七）梳发：用双手十指插入发间，用手指梳头，从前到后按搓头部，每次梳头 50 ～ 100 次，有助于疏通气血，清醒头脑

梳发法，是指按照一定方法用双手梳理头发，以达到健发养生的方法。头发保健，又称头发健美或美发。中国人美发的标准是：发黑而有光泽，发粗而密集，发长而秀美。故未老发早灰白、发枯焦稀疏、脱发等均属病态。头发除了是健康的标志外，它本身还有保护头部和大脑的作用，同时健康秀丽的头发又有特殊的美容作用，使人显得精神饱满，容光焕发。头发与五脏的关系十分密切，头发的荣枯能直接反映出五脏气血的盛衰。五脏的生理病理变化直接影响头发的变化，而头发的变化又能反映出人的情志、生理和病理变化。七情过极，亦可引起头发的变化，如忧愁思虑过度常引起早白、脱发。一般而言，头发由黑变灰、变白的过程，即是机体精气由盛转衰的过程。因此，历代养生家都很重视美发保健，把头发的保养方法看作是健康长寿的重要措施之一。古代养生家主张“发宜多梳”，《诸病源候论》说：“千过梳头，头不白。”《圣济总录 · 神仙导引》说：“梳欲得多，多则去风，多过一千，少不下数百。”《清异录》言：“服饵导引之余，有二事乃养生大要，梳头、洗脚是也。”梳头能疏通气血，散风明目，荣发固发，促进睡眠，对养生保健有重要意义。现代研究指出，勤梳理、常按摩有五大好处。第一，能疏通血脉，改进头部的血液循环。第二，能使头发得到滋养，头发光润，发根牢固，防止脱发和早生白发。第三，能明目缓解头痛，预防感冒。第四，有助于降低血压，预防脑血管病发生。第五，能振奋阳气，健脑提神，解除疲劳。

梳发法的操作：梳头的正确做法应是：由前向后，再由后向前；由左向右，再由右向左，如此循环往复，梳头 50 ～ 100 次，最后整理头发，把头发梳到平整光滑为止。梳发时间，一般可在清晨、午休、晚睡前，或其他

空余时间皆可。梳头时还可结合手指按摩，即双手十指自然分开，用指腹或指端从额前发际向后发际，做环状揉动，然后再由两侧向头顶揉动按摩，用力均匀一致，如此反复做 36 次，至头皮微热为度。梳理和按摩两项，可以分开做，亦可合在一起做。

注意事项：此法可以配合按摩头部的各个穴位，如头维、太阳、百会、风池等。但注意操作时要动作缓慢，轻柔，不要折损头发。

（三十八）运目法：将眼球自左至右转动 10 余次，再自右至左转动 10 余次，然后闭目休息片刻，每日可做 4 ～ 5 次，可以清肝明目

运目，即指眼珠运转，以锻炼其功能，可采取多种方法进行。眼睛的功能与脏腑经络的关系非常密切，它是人体精气神的综合反映。《灵枢 · 大惑论》指出："五脏六腑之精气，皆上注于目。""目者，五脏六腑之精也，营卫魂魄之所常营也，神气之所生也。"因此，眼睛保健既要重视局部，又须重视整体与局部的关系。眼睛是"视万物，别黑白、审短长"（《素问 · 脉要精微论》）的器官，眼睛的健康与工作、学习及一切日常生活的关系十分重大。历代养生家都把养目健目作为养生中的一项重要内容，并积累了不少行之有效的方法和措施，运目即是其中的一种。

运目的操作：早晨醒后，先闭目，眼球从右向左，从左向右，各旋转 10 次；然后睁目坐定，用眼睛依次看左右，左上角、右上角、左下角、右下角，反复四五次；晚上睡觉前，先睁目运睛，后闭目运睛各 10 次左右。

注意事项：此法有增强眼珠光泽和灵敏性的作用，能袪除内障外翳，纠正近视和远视。此法还可以配合熨目，《圣济总录 · 神仙导引上》说："摩手熨目。"即用两手侧立摩掌如火，开目运睛数遍。其做法是：双手掌面摩擦至热，在睁目时，两手掌分别按在两目上，使其热气煦熨两目珠，稍冷再摩再熨，如此反复 3 ～ 5 遍，每天可做数次，有温通阳气、明目提神作用。

（三十九）凝耳法：两手掩耳，低头、仰头 5 ~ 7 次，可使头脑清净，驱除杂念

凝耳法是针对耳、肾、脑的一种保健方法。耳为心、肾之窍，通于脑，是人体的听觉器官。耳的功能与五脏皆有关系，而与肾的关系尤为密切。故《河间六书》谓："肾热者……必身瘦而耳焦也……肾水过少，不能润泽，故黑干焦枯也。"耳之功能受心神的主宰和调节，耳的听觉能力能够反映出心、肾、脑等脏腑的功能。因为"耳通天气"，是人体接受外界音响刺激的重要途径，外界环境因素对耳的影响很大。随着现代科学技术和现代文明的高度发展，导致听力下降和耳聋的原因越来越多，如噪音污染、环境污染和药物的副作用等都会不同程度损害听力。先天性耳聋、噪音性耳聋、中毒性耳聋、外伤性耳聋、感染性耳聋、老年性耳聋等都较常见，而且治疗起来也很棘手。凝耳法的双手掩耳，可以摒除外界干扰；头部不断俯仰，有助于上丹田之气的流通，可使百体皆温，去除杂念。上丹田在督脉的循行路上，是阳气集中的地方，是藏神之所，是主管意识活动的神经中枢所在。古人认为，丹田是滋养全身的重要部位，故有"无火能使百体皆温，无水能使脏腑皆润，关系全身性命，此中一线不绝，则生命不亡"的说法。上丹田的作用是锻炼神经系统，调节、增强神经中枢，控制整体代谢机能，从而储蓄能量，有助于休养生息，积聚精力与疾病做斗争。反复低头仰头，可促进脑部血液循环。充足的血液可使头脑清醒，让人深度放松。当深度放松时，可使微血管及微循环畅通，感觉温暖；同时使呼吸深长，血气旺盛，肢体及大脑得到充足供血供氧，顿时感觉精神爽快。

凝耳法的操作：每日晨起，静心凝神，两手掩耳，低头、仰头 5 ～ 7 次。同时配合按摩周围穴位，如耳尖、翳风、头窍阴等，可使头脑清净，驱除杂念。

注意事项：此法可配合鸣天鼓。操作方法是以两手掌捂住两耳孔，五

指置于脑后，用两手中间的三指轻轻叩击后脑部 24 次，然后两手掌连续开合 10 次。此法使耳道鼓气，以使耳膜震动，称之为“鸣天鼓”。每天晨起和晚间做，能增强记忆和听力。

（四十）提气法：在吸气时，稍用力提肛门连同会阴上升，稍后，在缓缓呼气放下，每日可做 5 ~ 7 次，有利于气的运行

提气法，即提肛法，也叫撮谷道，是一种既简便，又实用的肛门功能锻炼方法，具有预防和治疗肛门疾病的双重作用。中医学称肛门为“魄门”，魄与粕通，传送糟粕。《黄帝内经》说：“魄门亦为五脏使，水谷不得久藏。”明代医家张景岳说：“虽储糟粕固由其泻，而脏气升降亦赖以调，故为五脏使。”亦即魄门（肛门）的启闭要依赖心神的主宰，肝气的调达，脾气的升提，肺气的宣降，肾气的固摄，方不失其常度。因此，肛门是人体排除浊气、浊去新生的所在，既受脏气控制，也能影响脏气，是人体重要的保健部位。提气养生法被历代医家所推崇，其中唐朝医学家孙思邈极为推崇此法，他在《枕中方》一书中规劝世人：“谷道宜常撮。”认为肛门周围的肌肉要间歇性地处于运动状态才能养生健体，此法尤其对防治痔疮有特别疗效。提气法可以预防盆腔静脉瘀血，增强血液循环，同时还可以使整个盆腔肌肉得到运动锻炼，适合各个年龄层的人群，尤其是中老年一族。对于中老年人常患的痔疮、肛裂、脱肛、便秘等症，也有明显的防治作用。此外，对冠心病、高血压病、下肢静脉曲张等慢性疾病，也有一定的辅助治疗效果。

提气法的操作：在吸气时，稍用力提肛门连同会阴上升，稍后，在缓缓呼气放下，反复 10 ～ 20 次，每日可做 5 ～ 7 次。有利于气的运行。

注意事项：此法简便易行，随时随地都可以进行，它不受时间、地点、环境的限制，或蹲，或站，或坐，或躺，皆可。

（四十一）摩腹法：每次饭后，用掌心在以肚脐为中心的腹部顺时针方向按摩30次左右，可帮助消化，消除腹胀

摩腹法，是一种针对腹部的自我按摩保健法，主要是对腹部进行有规律的特定按摩。腹部是气血生化之所，摩腹既可健脾助运而直接防治脾胃诸疾，又可培植元气，使气血生化机能旺盛，而起到防治全身疾患的作用。现代研究认为，摩腹可使胃肠及腹部的肌肉强健，促进血液及淋巴液的循环，使胃肠的蠕动加强，消化液分泌增多，消化功能改善。这样，食物便能充分地消化和吸收，使人体得以强壮、健康和长寿。临床实践证明，摩腹对许多慢性病如肺心病、肺气肿、高血压、冠心病、糖尿病及肾炎等都有较好的辅助治疗作用。摩腹对治疗消化不良、习惯性便秘、老年性便秘尤为显著。老年人由于活动少，胃肠肌肉松弛，蠕动减少，胃肠消化功能减弱，常有纳少、腹胀、嗳气等消化不良症状，易发生便秘。如能坚持每日早晚两次摩腹，有助于调整脾胃，增强消化功能，增进食欲，改善腹胀，防治便秘。便秘是老年人健康的大敌，不仅易诱发肛裂、痔疮、结肠癌等，而且还会引起脑溢血、中风等。由于摩腹还能刺激末梢神经，使毛细血管开放，排除皮肤组织间隙的废物，从而促进机体的代谢，起到消除脂肪、减肥健美的作用。

摩腹法的操作：可采用仰卧位，调匀呼吸，将掌搓热，置于下腹部，先推摩下腹部两侧，再推下腹部中央，各作30次。动作要由轻渐重，力量要和缓均匀。做功时间亦可在早晚。

另外一种方法是搓热双手，然后双手相重叠，置于腹部，用掌心绕脐沿顺时针方向由小到大转摩36周，再逆时针方向由大到小绕脐摩36周。古人称此为“摩脐腹”或“摩生门”。它有增加胃肠蠕动、理气消滞、增强消化功能和防治胃肠疾病等作用。

注意事项：摩腹应有一定的力度，并且摩腹时应该静心调息，消化不良和食后腹胀的人群可以围绕胃脘部摩腹；大便秘结的人群可以围绕肚脐周

围摩腹；胃下垂的患者可以由下往上摩，在饭后进行效果更佳。

（四十二）足心按摩法：每日临睡前，以拇指按摩足心，顺时针方向按摩 100 次，有强腰固肾的作用

足心按摩法，是针对足底部进行按摩的一种养生方法。腿脚乃全身的支柱，担负全身行动的重担。中医学认为双脚是运行气血、联络脏腑、沟通内外、贯穿上下的十二经络的重要起止部位。足三阴经和足三阳经相交接在脚上。因此，腿脚保健关系到整体，对人的健康长寿至关重要。历代养生家特别强调下肢和脚的调摄，总结出了一系列行之有效的保健措施，如运动、按摩、保暖、泡足、药疗等，其中足心按摩法是最简单易行的一种保健法，此法具有固真元、暖肾气、交通心肾、强足健步、防治足疾等作用。现代研究认为，五脏六腑在脚上都有相应投影。脚上又有大量神经末梢，经常按摩可使神经更加活泼，神经和内分泌活动更加协调，大脑和心脏功能增强，记忆力提高，解除疲劳，还可防治局部和全身性很多疾病。

足心按摩法操作：每夜洗脚后临睡之前，一手握脚趾，另一手摩擦足心，顺时针 100 次，以热为度，两脚轮流摩擦。同时，可以配合按揉涌泉穴，用大拇指按揉涌泉穴，顺时针、逆时针分别 30 次，可以加强保健效果。

注意事项：足部除了可以采取按摩、泡脚等保健方法外，还应注意保暖，脚下为阴脉所聚，阴气常盛，膝为筋之府，寒则易于挛急，所以足膝部要特别注意保暖，以护其阳气。现代研究认为，脚远离心脏，血液供应少，表面脂肪薄，保温力差，且与呼吸道，尤其是鼻黏膜有着密切的神经联系。因此，脚对寒冷非常敏感。当气温降到 7℃以下时，就开始发凉，进而反射性地引起鼻黏膜血管收缩。试验证明，将双足放在 4℃冷水中，3 分钟后就会出现流涕和喷嚏。所谓“寒从脚下起”即此意。研究又表明，人的双脚皮表温度为 28℃～ 33℃时，感觉最舒服。若降到 22℃以下时，则易患感冒等疾病。在寒冷的天气要保持足膝部良好的血液循环和温度。鞋袜宜保暖、宽

大柔软舒服，鞋子要防水，透气性能好，并要及时更换。脚部保暖对于预防感冒、鼻炎、哮喘、心绞痛等有一定的益处。